神农本草经 药物解读

——从形味性效到临床（3）

顾　问　孙光荣

主　编　祝之友

副主编　张德鸿　祝庆明

编　者　李　杨　郑　倩　李领娥
　　　　杨建宇　赵玉珍

人民卫生出版社

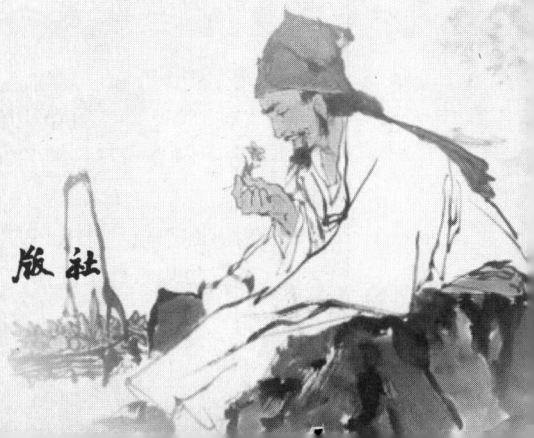

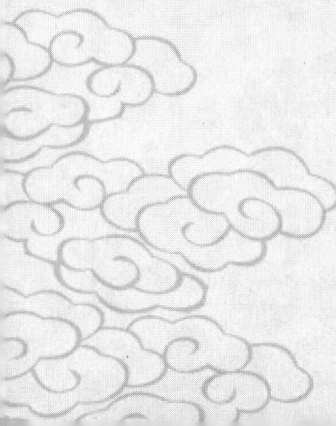

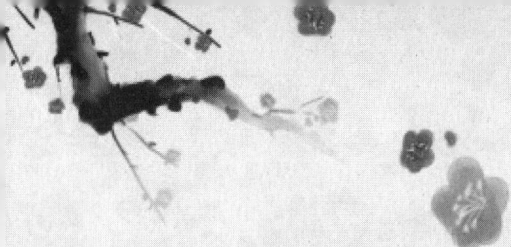

图书在版编目(CIP)数据

神农本草经药物解读：从形味性效到临床.3/祝之友主编.
—北京：人民卫生出版社，2018

ISBN 978-7-117-26578-2

Ⅰ.①神…　Ⅱ.①祝…　Ⅲ.①《神农本草经》-研究

Ⅳ.①R281.2

中国版本图书馆 CIP 数据核字(2018)第 086992 号

人卫智网	www.ipmph.com	医学教育、学术、考试、健康，
		购书智慧智能综合服务平台
人卫官网	www.pmph.com	人卫官方资讯发布平台

神农本草经药物解读——从形味性效到临床（3）

主　　编：祝之友

出版发行：人民卫生出版社　（中继线 010-59780011）

地　　址：北京市朝阳区潘家园南里 19 号

邮　　编：100021

E - mail：pmph @ pmph.com

购书热线：010-59787592　010-59787584　010-65264830

印　　刷：北京铭成印刷有限公司

经　　销：新华书店

开　　本：710×1000　1/16　　印张：11

字　　数：169 千字

版　　次：2018 年 6 月第 1 版　2024 年 5 月第 1 版第 6 次印刷

标准书号：ISBN 978-7-117-26578-2/R·26579

定　　价：38.00 元

打击盗版举报电话：010-59787491　E-mail：WQ @ pmph.com

（凡属印装质量问题请与本社市场营销中心联系退换）

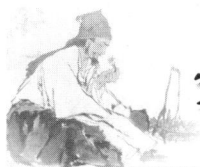

前　言

　　《神农本草经》（简称《本经》）是我国亦是世界上最古老的药物学典籍之一，是中医药四大经典著作（《黄帝内经》《神农本草经》《难经》《伤寒杂病论》）之一。所载药物之功效与主治是其主要内容，另有药物正名、性味、主治、异名、产地、采收季节，以及用法、用量、剂型、七情畏恶、所附方剂、服用方法等。中医药界对其研究者甚多。

　　自宋代始，有多种版本的《神农本草经》辑复本面世，如清·孙星衍等《神农本草经》、清·黄奭《神农本草经》、清·陈念祖（陈修园）《神农本草经读》、清·叶桂（叶天士）《本草经解》等。近半个世纪以来，对《神农本草经》的研究成果颇丰，如尚志钧校点《神农本草经》、曹元宇辑校《本草经》、张树生等主编的《神农本草经贯通》、叶显纯等所著《神农本草经临证发微》、张登本的《全注全译神农本草经》，以及最近才出版的宋永刚《神农本草经讲读》等。但这些版本都有一个共同的特点——不注重中药品种理论的研究，有的甚至与《神农本草经》的本义相差甚远。

　　随着对《伤寒杂病论》的研究深入和"读经典"的提倡，中医药界已经开始重视对《神农本草经》的研读，在还原《伤寒杂病论》和《神农本草经》中药物的本来面貌方面，已经取得很多突破性进展。中医界已开始注重中药品种理论的研究，《神农本草经》的价值已逐渐显现。不断积累的临床经验使《神农本草经》的很多记载得到证实，如半夏"主咽喉肿痛"，厚朴"主气血痹"，桔梗"主胸胁痛如刀刺"，甘草"主金疮肿"，麻黄"破癥坚积聚"，芍药"主利小便"，苦参"主溺有余沥"而逐水，桂枝（肉桂）"主上气咳逆，结气喉痹"，白芷"主女人漏下赤白，血闭阴肿"，柴胡主"推陈致新"，天花粉可"续绝伤"，玄参"治女子产乳余疾，补肾气"，大黄能"调中化食，安和五脏"，独活"主金疮、奔豚、女子疝瘕"，乌头治"咳逆上气"，茯苓治"寒热烦满咳逆"，天麻可"补益身体"等。

值得一提的是,《神农本草经·序录》是较为全面、系统、纲领性的临床中药学综合性经典论著,全文共 755 字,它奠定了中医药临床药学的理论基础和内容框架。历代中药本草文献对该序录全文均有转载、注释和研究,如《新修本草》《证类本草》《本草纲目》等,对《神农本草经》的注释亦有很多版本,如清·张璐《本经逢原》,清·张志聪(张隐庵)《本草崇原》,仅名称和个别文字、标点符号略有差异。历代本草文献均遵《神农本草经》:"凡药,上者养命,中药养性,下药养病。"

要学习好中医中药,必须要读经典。要读《黄帝内经》、读《伤寒杂病论》、读《神农本草经》,不仅要读,而且要精读。《伤寒杂病论》方证源于神农时代,《神农本草经》标志了经方的起源。

《神农本草经》的主要内容是中药的功效与应用,其内容丰富,然文辞古奥,大多数学者很难读懂全文,特别是现代年轻的中医药工作者,能读完《神农本草经》,也不一定能理解透彻,望文生义或望名生义,更谈不上融会贯通,学以致用,所以造成了很多学习中医中药的人员不理解《神农本草经》,而只能参考一些后世医药学家的相关本草书籍和现代中药教科书。更有调查显示,有相当一部分中医中药人员没有读过《神农本草经》,正如清代名医张志聪在其《本草崇原》自序中所言《本经》"词古义深,难于窥测,后人纂集药性,不明《本经》,但言某药治某病,某病须某药,不探其原,只言其治,是药用也,非药性也。知其性而用之,则用之有本,神变无方;袭其用而用之,则用之无本,窒碍难通"。

《神农本草经》序录,反复强调辨证用药原则,可见《神农本草经》是一部着眼于临床实践,教导人用药治病的医药图书,不是某些人误解的单纯讲中药的药书。相反,现代很多与中药相关的教科书背离了《神农本草经》的原意。《神农本草经》序录强调辨证用药原则,经文则主要讲单味药之功效。其核心是讲解每一味药物的形、色、气、味,并对"大病"(常见病)辨证分型,对症用药。根据病位不同,药物的气、味不同,所用药物就有所不同。这表现在 365 种药物的论述之中。

《神农本草经》应用每一单味药或单方治病,均是从我们祖先养身保健、防病治病的经验总结而来,而张机(张仲景)所著《伤寒杂病论》复方证中各药物的解读均源于《神农本草经》的单方药疗理论。现在有的教科书对经方的解读,并没有用《神农本草经》的药理去解读,在一定意义上,我们现代医药人并没有首先继承《伤寒杂病论》和《神农本草经》的根本,有的甚至完全曲解了经方理意。如桂枝汤、金匮肾气丸等方所用的桂枝,不是用肉桂本意去解读,而是用清代才在临床上投入使用的桂枝枝条入药去解读。如果用《伤寒杂病论》和《神农本草经》互解,必定给现代教科书(如《方剂学》)带来一个翻天覆地的改变。

正如著名中医学家孙启明教授所说:"千百年来,《伤寒论》注家几百家,他们研究《伤寒论》时,只抓住'方和证'的研究,而忽略了'方和药'的研究,尤其是方和药物品种的研究,这是中医传统研究课题中的一大疏漏。"孙老又说:"从来的中医名家,大多数人只知道疏方而识药物。伤寒注家们从来也没有注解《伤寒论》大、小柴胡汤中柴胡是什么品种。"这种"方未变而药多变"的特殊发展,造成了古方、经方与用药之间的脱节,造成了医方与用药的矛盾。如《伤寒论》中众多经典名方至今未变,但其临床用药却被"偷换"了药物概念。

《神农本草经》及以后的《本草经集注》《新修本草》《证类本草》《本草纲目》等,多为综合性本草,讲中药的名称(包括别称)、植物形态、产地、生境、加工(修治)炮制、性味、功用、主治病证、附方等。但是距离现代越近的本草文献,其叠加(滚雪球)式发展就越重。同时,背离《神农本草经》之根本就越远。而现代人讨论临床用药时的引经据典,又往往追溯至某篇文献,虽然某药出自《神农本草经》,但并没有道出《神农本草经》之核心意义。

相比其他类型的本草文献,如各种《伤寒论》注解本,《神农本草经》的注解本,如《本草衍义》《本草原始》《本经疏证》等,属于应用类型的本草文献,均是录用《神农本草经》所载药物之名或有关文字而阐发个人的临床用药心得或相互评论,还是未能追根溯源,阐明《神农本草经》的根本含义。对于《神农本草经》所强调的五气五味、用药法度之核心,并没有做到真正的解读。

《神农本草经》所载药物,根据其序录的内容玄机:依据药物形,推断药物作用;依据药物的味,则可辨药物的作用部位;依据药物的色,可辨明药物的作用趋向(即药物的归经);依据药物的气(药气),就可知道药物的阴阳属性等。笔者认为,《神农本草经》的精髓是讲中药的形、色、气(药气)、味,现代中医药人对此往往容易忽视,而用现代《中药学》教材去解析《神农本草经》,显然有失偏颇。

笔者认为，要读经典，就要还原《伤寒杂病论》和《神农本草经》的本来面貌，要注意以下两个要点。一，要以经方来解读《神农本草经》之功效主治；二，要用《神农本草经》之意来推衍经方之用与配伍。唯有如此，方能继承和正确解读经典之奥秘，阐明中医用药之准绳。

笔者参阅清·孙星衍、孙冯翼辑《神农本草经》(人民卫生出版社，1963)；清·黄奭辑《神农本草经》(中医古籍出版社，1982)；曹元宇辑校《本草经》(上海科学技术出版社，1987)；尚志钧等整理《神农本草经》(尚志钧，翟双庆，等整理．中医八大经典全注：华夏出版社，1994)；梁·陶弘景《本草经集注》(尚志钧，尚元胜，辑校：人民卫生出版社，1994)等文献，对《神农本草经》序录和其所收载常用中药的品种及临床性能、功效进行学习和研究，可供中药临床药学人员学习参考。

我们预计将《神农本草经》所载药物全部解读，分集出版。

本书若有错误和观点偏颇之处，敬请读者斧正，深表感谢。

全国名老中医药专家传承工作室　祝之友

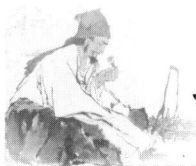

凡 例

古人云："读仲圣书而不先辨本草，犹航断港绝潢而望至于海也。夫辨本草者，医学之始基。"（清·周岩《本草思辨录》自序）又云："人知辨证之难，甚于辨药；孰知方之不效，由于不识证者半，由于不识药者亦半。证识矣而药不当，非特不效，抑且贻害。"

中医学的两大重要支柱：医和药。医则其道，药则其术。医之本在《黄帝内经》，药之本在《神农本草经》。

清代名医邹澍在其《本经疏证》序例中云："医道之见于载籍者，《灵枢》《素问》《难经》而上，《神农本草经》为最古，诸经所论在审病，《本经》所论者在主治，道实相为表里。"

值得引人深思的问题是，《神农本草经》对药物的认识与当今药物作用的联系很容易被人们忽略，即便有时产生一些联系，也往往只是只言片语的引用而已。现代人只注重当代，忽略与药物发展的历史联系，这种认识是肤浅的、不全面的，它会直接影响对某些药物功能的全面和正确理解。现今，要注重对《神农本草经》的重新认识和解读。如《神农本草经》所载半夏"主咽喉肿痛"，厚朴"主气血痹"，桔梗"主胸胁痛如刀刺"，甘草"主金疮肿"，当归"主咳逆上气"，麻黄主"破癥坚积聚"，芍药"主利小便"，苦参主治"妊娠小便难，饮食如故""逐水""主溺有余沥"等，都能在经方如半夏厚朴汤、桔梗汤、真武汤、当归贝母苦参丸等中得到验证。

为了促进临床中药学人才基础知识的学习和基本技能的提高，增加对《神农本草经》药物的全面了解，笔者将多年教学讲稿和学习心得整理成册，供同道学习参考，亦可供临床医师参考。

药物名称：以《神农本草经》（以下称《本经》）所载名称为准。

本经要义：以《本经》（孙本）原文为准，参考其他版本解读。

因目前临床中药从业人员中医临床知识欠缺，为帮助临床药学人员掌握更多的中医临床知识,在解读经文时尽量做到详解本意,并尽量标明出处及原文,以利于后学者参阅,发挥引路作用。为了便于加深对经典的学习,有些字、词作必要的解读。

处方用名:以《中华人民共和国药典》2015 年版收载名称为准。

性味归经、功能主治:以《中华人民共和国药典》2015 年版为准,作为对《本经》的对照学习。

鉴别要点:主要考虑到临床中药从业人员接触的多为中药饮片,很少接触原生药材,故学习和掌握中药材鉴别要点,有利于更进一步准确地鉴别中药饮片质量。

中药饮片鉴别是医院临床中药从业人员的重点学习内容,只有保证了中药饮片质量,才能确保中医临床疗效,有利于中医中药的发展。

拓展阅读:中医药文化的精髓,要好好学习和掌握,尽管科技发展到今天,有先进的仪器设备,但仍无法代替传统的经验鉴别方法,传统经验鉴别是基层临床中药师最实用、最简捷的鉴别方法,应努力学习和掌握。

注意事项:是临床中药从业人员尤其是临床中药师必须要掌握的内容,亦是中医中药的核心要点,对提高中医临床疗效非常重要。

医籍选论:主要选读清代名家张志聪、叶桂、陈念祖(陈修园)、黄玉璐(黄元御)、徐大椿(徐灵胎)等对《本经》的解读,相互参阅,以加深对经文的理解,亦即对中医中药有真正意义的中药药理学的学习和解读。

需要说明的是,本书所引用文献,因在全书多次出现,又广为人知,故不在页脚逐条列出,而以书名(如《素问》《医学衷中参西录》等)或作者名(如张锡纯、陶弘景等)代替。

黄帝内经素问(影印)[M].北京:人民卫生出版社,1963.

隋·巢元方.诸病源候论(影印本)[M].北京:人民卫生出版社,1955.

张锡纯.医学衷中参西录[M].2 版.石家庄:河北人民出版社,1974.

梁·陶弘景.尚志钧,尚元盛,辑校.本草经集注(辑校本)[M].北京:人民卫生出版社,1994.

周仲瑛.中医内科学[M].北京:人民卫生出版社,1988.

战国·秦越人.难经[M].北京:人民卫生出版社,2004.

金匮要略方论[M].北京:人民卫生出版社,1963.

晋·葛洪.肘后备急方[M].广州:广东科技出版社,2012.

唐·孙思邈.备急千金要方(影印本)[M].北京:人民卫生出版社,1982.

唐·甄权.尚志钧,辑释.药性论[M].合肥:安徽科学技术出版社,2006.

唐·苏敬.尚志钧,辑校.新修本草[M].合肥:安徽科学技术出版社,2004.

五代·韩保昇.尚志钧,辑释.蜀本草[M].合肥:安徽科学技术出版社,2005.

宋·苏颂.胡乃长,王致谱,辑注.图经本草[M].福州·福建科学技术出版社,1988.

明·张介宾.景岳全书[M].上海:上海科学技术出版社,1995.

梁·陶弘景.名医别录[M].北京:人民卫生出版社,1986.

宋·寇宗奭.本草衍义[M].北京:商务印书馆,1957.

五代·吴越.尚志钧,辑释.日华子本草[M].合肥:安徽科学技术出版社,2005.

明·李时珍.本草纲目(影印本)[M].北京:人民卫生出版社,1957.

琉球·吴继志.质问本草(影印本)[M].北京:中医古籍出版社,1984.

明·陈嘉谟.周超凡,陈湘萍,王淑民,点校.本草蒙筌[M].北京:人民卫生出版社,1988.

清·徐大椿.徐大椿医书全集[M].北京:人民卫生出版社,1988.

明·卢之颐.冷方南,王齐南,校点.本草乘雅半偈(校点本)[M].北京:人民卫生出版社,1986.

中华人民共和国卫生部药政管理局,中国药品生物制品检定所.中药材手册[S].北京:人民卫生出版社,1990.

王洪图.难经白话解[M].北京:人民卫生出版社,2004.

王洪图.黄帝内经灵枢白话解[M].北京:人民卫生出版社,2004.

李培生.伤寒论讲义[M].上海:上海科学技术出版社,1985.

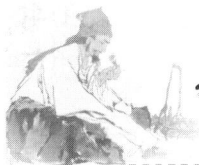

导　读

　　《神农本草经》(以下简称《本经》)建立了中药药性理论体系,建立了中药从产地、采收到加工炮制的临床用药原则,且确保用药安全、有效。《本经》以《黄帝内经》为理论指导,治病求本,明白告诫中医药人:药物的有效性和安全性是核心问题。《序录》全文 755 字,共 12 条经文,内容丰富,独创了中药三品分类法,尤其是对中药五气、五味的建立和阐述。

　　★《神农本草经》三品分类法

　　《本经》三品分类法,是将药物分为上、中、下三类,并明确指出:上药一百二十种为君,主养命以应天;中药一百二十种为臣,主养性以应人;下药一百二十五种为佐使,主治病以应地。

　　君、臣、佐、使本指国家官系等级层次,只有各个层次发挥各自作用,才能构成完整的有机国家社会,如同《素问·灵兰秘典论》篇中,十二脏腑之功能、地位及相互关联,不单是一个生理学、生命学和生物学问题,它涵盖了很重要的社会问题,透过生理现象映射出一定的社会问题,而通过社会现象的研究反过来促进生理问题的认识,向我们展示了社会医学模式。

　　《素问·宝命全形论》篇云:"天覆地载,万物悉备,莫贵于人,人以天地之气生,四时之法成……人生于地,悬命于天,天地合气,命之曰人。人能应四时者,天地为之父母(天地就是养育人类的父母)……"天、地、人三者和谐相处,演化出自然界和人类社会。《神农本草经·序录》将中药三品匹配成君、臣、佐、使的不同地位,与天、地、人相应进行不同的联系,是用中国古代哲学类比思想和整体观进行推论,《神农本草经》药物的分类方法与国家官系匹配,自然是上品药为君,中品药为臣,下品药为佐使。三品药与天、地、人相应的根本原因,实际上遵从了陶弘景在《本草经集注》所解释"上品药养命,而天道仁育,故云应天;中品药养性,而人怀性情,故云应人;下品药主治病,而地体收杀,故云应地"。现代中医临床药学认为,君药的作用是针对病因的主证，又称之为主药；臣药的作用是辅助君药针对病因和主证，又称之为辅药；佐药是治疗兼证，抑制主、辅药不良反应，协助主、辅药发挥治疗作用；使药可引经、调和、矫味、发挥次要作用。诸药合用，共达安全、有效的最佳结果。

值得注意的是，君、臣、佐、使药不是一成不变的，在某种情况下可互为转换，所以古之中药上、中、下三品，不是上、中、下三等。古之先辈早有告诫：药无贵贱，能愈疾者皆为良药也。

★《神农本草经》临床药学八原则

1. 阴干暴干，采治时月，土地所出，真伪新陈，并各有法度的采收加工原则。

2. 有毒宜制的炮制原则。

3. 治热以寒药、治寒以热药的原则。

4. 药物的七情合和，当用相须、相使者良，勿用相恶、相反的配伍原则。

5. 君、臣、佐、使的组方原则。

6. 药有宜丸者、宜散者、宜水煮者、宜酒渍者、宜膏煎者等，并随药性，不得违越的剂型选择原则。

7. 用药剂量，先起用量如高粱子，从小剂量开始，逐渐增加剂量的毒性药物之用量原则。

8. 根据病情确定服药时间（时间药疗学）原则。

★《神农本草经》首次列出中医疾病谱

序录中列出了约 40 种主要疾病，反映了东汉时期中医临床医学水平，且准确总结出各种病证，并给予针对性的治疗方案。

★ 总结出了中药临床药学的基本内容体系

中药药性理论 药物性味、有毒无毒、功能主治、加工炮制、制剂等。

中药生产知识 产地（道地药材）、采收、加工、炮制、制剂等。

临床用药原则 治则、配伍、组方、剂型选择等，以及毒性药物的用量和使用原则、服药时间（时辰药理学）。

中药临床药学的核心问题 确保用药安全有效。

学习《神农本草经》注意三种情况

第一,《本经》部分药物名称、品种和入药部位已发生了历史变迁,如桂枝、枳实、威灵仙、人参等。

第二,《本经》部分药物名称、品种和入药部位、临床性效未发生任何变迁,一直沿用至今,如当归、黄芪、柴胡等。但有些药物的特殊临床作用被当前中医药人所遗忘,如当归、玄参、地黄、柴胡等。

第三,《本经》部分药物的名称未发生变化,一直沿用至今,但其品种、入药部位、临床性效已发生变异,如续断、芍药、阿胶、陈皮、黄芪、黄精、玉竹等。

对上述三种情况,我们的临床医生,特别是高年资临床医生要重视,要精读《本经》,因为《本经》标志了经方的起源,《伤寒杂病论》方证源于《本经》。

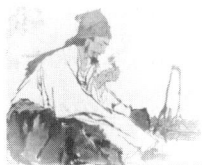

目 录

目 录

※【经文】

上藥一百二十種，爲君，主養命以應天，無毒。多服，久服不傷人。欲輕身益氣，不老延年者，本上經。

中藥一百二十種，爲臣。主養性以應人，無毒、有毒。斟酌其宜。欲遏病補羸者，本中經。

下藥一百二十五種，爲佐使。主治病以應地。多毒，不可久服。欲除寒熱邪氣，破積聚，愈疾者，本下經。

藥有君臣佐使，以相宣攝合和。宜用一君、二臣、三佐、五使，又可一君、三臣、九佐使也。

【经文】

上药一百二十种，为君，主养命以应天，无毒。多服、久服不伤人。欲轻身益气，不老延年者，本上经。

中药一百二十种，为臣。主养性以应人，无毒、有毒。斟酌其宜。欲遏病补羸者，本中经。

下药一百二十五种，为佐使。主治病以应地。多毒，不可久服。欲除寒热邪气，破积聚，愈疾者，本下经。

药有君臣佐使，以相宣摄合和。宜用一君、二臣、三佐、五使，又可一君、三臣、九佐使也。

本经要义

上品药共 120 种，为君药。用于保养生命以与天相应。这类药没有毒性，多服、久服都不会伤害身体。如果想要身体健康、强健有力、长生不老、延年益寿，就选用《本经》上品药物。

中品药共 120 种，为臣药。用于保养情志以与人相应。这类药物有的无毒，有的有毒，临床中应仔细斟酌选用。如果想遏制疾病的发展，补虚扶弱，就选用《本经》中品药物。

下品药共 125 种，为佐使药。用于治疗疾病以与地相应。这类药多具有毒性，不可多服、久服。如果想祛除寒热病邪，消除癥瘕积聚，治愈疾病，就要选用《本经》下品药物。

中药治病，有君、臣、佐、使的组方原则，汤方中药物之间相互补充制约，能够降低不良反应，增加疗效。组方配伍时，宜用一味君药、二味臣药、三味佐药、五味使药，又可以用一味君药、三味臣药、九味佐使药等配合使用。

【按】

1. 陶弘景云："下品药性，专主攻击，毒烈之气，倾损中和，不可常服，疾愈即止。"

2.《难经》："痛有定位为积，无定位为聚。"

3.《金匮要略》有"五脏风寒积聚病篇"。

4.《素问·至真要大论》篇："主病之谓君，佐君之谓臣，应臣之谓使，非上中下三品之谓也。"

藥有陰陽配合，子母兄弟，根莖華實，草石骨肉。有單行者，有相須者，有相使者，有相畏者，有相惡者，有相反者，有相殺者。凡此七情，合和時之當用。相須相使者良。勿用相反者，若有毒宜制，可用相畏相殺者。不爾，勿合用也。

藥有酸、咸、甘、苦、辛五味，又有寒、熱、溫、涼四氣，及有毒、無毒、陰乾暴幹，采造時月，生熟土地，所出真偽陳新，並各有法。

藥性有宜丸者，宜散者，宜水煎者，宜酒漬者，宜膏煎者。亦有一物兼宜者，亦有不可入湯酒者，並隨藥性，不得違越。

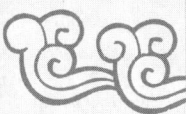

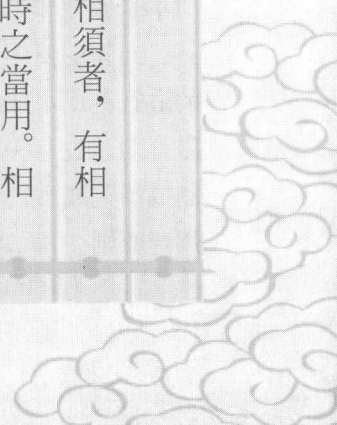

【经文】

药有阴阳配合，子母兄弟，根茎华实，草石骨肉。有单行者，有相须者，有相使者，有相畏者，有相恶者，有相反者，有相杀者。凡此七情，合和时之当用。相须相使者良。勿用相反者，若有毒宜制，可用相畏相杀者。不尔，勿合用也。

药有酸、咸、甘、苦、辛五味，又有寒、热、温、凉四气，及有毒、无毒，阴干暴干，采造时月，生熟土地，所出真伪陈新，并各有法。

药性有宜丸者，宜散者，宜水煎者，宜酒渍者，宜膏煎者。亦有一物兼宜者，亦有不可入汤酒者，并随药性，不得违越。

本经要义

药物有阴阳属性的不同特性（药物之升散为阳，涌泄为阴；辛甘热者为阳，苦酸咸者为阴；味厚者为阳，味薄者为阴；行气分者为阳，行血分者为阴……），有同基原不同入药部位，如同母子骨肉关系；有相近基原不同品种的药物，如同兄弟、同胞兄弟；有根、茎、叶、花、果实、全草、矿石、动物骨骼、动物全体等不同来源和入药部位。用这些药物治病，有用单味药，也有用两味合用的相须、相使、相畏、相恶、相反、相杀的不同配伍方法。这七种配伍方法，称之为中药七情，临床配伍应用时要正确选择。相须、相使配伍方法最好，不要选用相恶、相反的配伍方法。如果使用的药物有毒，要进行加工炮制，还可用相畏、相杀的配伍方法来消除或降低其毒性。不然，就不要配合使用，防止出差错事故。

中药有酸、咸、甘、苦、辛五味，又有寒、热、温、凉四性，以及有毒、无毒和阴干、晒干之分，采集加工有不同季节和时间，有不同的产地，还有真伪鉴别，新采收的和陈旧药的不同，生品和炮制品的不同。全部药物有各自的本来属性和采集加工炮制方法与质量要求。

药物的使用有多种剂型。有的适宜制成丸剂，有的适宜制成散剂，有的适宜制成水煎汤剂，有的适宜用酒渍制成酒剂，有的适宜煎煮浓缩制成滋膏剂。也有一种药物根据临床需要可制成多种剂型。有的药物不适宜制成汤剂或酒剂。要根据药物的各自性质特点来选择剂型，不得违背这一用药原则。

【按】

1. 中药七情，只是在《本经》序言中有言，在正文中未提及。

2. 读《本经》所述药物为寒、热、温、凉、平五性，寒、热、温、凉四气为《本经》时代，后人所加。

3. 陶弘景在其《本草经集注》中云："病有宜服丸者，宜服散者，宜服汤者，宜服酒者，宜服膏煎者，亦兼参用，察病之源，以为其制耳。"中药汤剂效速，散剂、丸剂效缓，故张仲景《伤寒论》同一处方，按病情和药性，作汤剂或作丸剂，理法严整。正是"察病之源，以为其制耳"。

※【经文】

欲療病先察其原，先候病機，五臟未虛，六腑未竭，血脈未亂，精神未散，服藥必活。若病已成，可得半愈。病勢已過，命將難全。

若用毒藥療病，先去如黍粟，病去即止。不去，倍之；不去，十之；取去為度。

療寒以熱藥，療熱以寒藥。飲食不消以吐下藥，鬼疰蠱毒，以毒藥；癰腫創瘤，以創藥。風濕，以風濕藥，各隨其所宜。

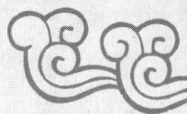

【经文】

欲疗病先察其原，先候病机，五脏未虚，六腑未竭，血脉未乱，精神未散，服药必活。若病已成，可得半愈。病势已过，命将难全。

若用毒药疗病，先去如黍粟，病去即止。不去，倍之；不去，十之；取去为度。

疗寒以热药，疗热以寒药。饮食不消以吐下药，鬼疰蛊毒，以毒药；痈肿创瘤，以创药。风湿，以风湿药，各随其所宜。

本经要义

要想治病，应先查清疾病的原因，把握疾病的发病机制和变化规律。只要五脏功能未虚，六腑功能未衰竭，血脉流通正常，没有出现紊乱，精气神正常，均未受影响，服用适宜的药物必然就有效。如果疾病已经形成，服用适宜的药物，疾病也可好一半。如果疾病已很严重了，治疗起来就很困难，生命就难以挽救。

如果用有毒药治病，最初剂量宜小，如籼米大小剂量，病情好了，就要即时停药，不必尽剂。若病没有好转，可增加一倍剂量；若病还不见好转，可再增大剂量，直到病愈为止。

治疗寒证病变使用温热性质的药物；治疗热性病变选用寒凉性质的药物。治疗痰饮食积的疾病选用涌吐或泻下的药物；治疗肺痨和寄生虫病变就选用具有一定毒性的《本经》下药；治疗痈肿疮毒、肿块方面的疾病就选用治疗痈肿疮毒的药物；治疗风寒湿痹疾病，就选用祛风除湿药。根据各种疾病不同的病因和临床症状选择有针对性的药物和治疗方法。

【按】

1. 《素问·脉要精微论》篇："夫脉者，血之府也，长则气治，短则气病，数则烦心，大则病进，上盛则气高，下盛则气胀，代则气衰，细则气少，涩则心痛，浑浑革至如涌泉，病进而色弊，绵绵其去如弦绝，死。"曹元宇："五脏藏精气，六腑受水谷，精气未虚，水谷未竭，尚有可为，既虚而竭，则无能为力矣。"

2. 第二段经文言药物剂量关系，恐过剂伤人，即非毒药，亦应该病却即止，不必尽剂。仲景汤方用，每每如此。

3. 黍粟，并非黍和粟，乃籼米，即高粱子。《博物志》云："孝元景宁元年，南阳郡内雨谷，小者如黍粟而青黑。"

4. 关于药物用量之大小。陶弘景在《本草经集注》中云："一物一毒，服一丸如细麻（胡麻）；二物一毒，服二丸如大麻；三物一毒，服三丸如小豆；四物一毒，服四丸如大豆；五物一毒，服五丸如兔矢；六物一毒，服六丸如梧子。从此至十，皆如梧子，以数为丸。"

5.《黄帝内经·素问》："治寒以热，治热以寒""其高者因而越之"（吐法），"其下者引而竭之"（攻下法）。

6."创"为"疮"之古字。古称疮者，为痈肿、疱、瘤等多种疾病。

7. 风与湿，俱为六淫所致。《黄帝内经·素问》云："风者百病之长。"风与湿，常成痹证。

病在胸膈以上者，先食後服藥；病在心腹以下者，先服藥而後食；病在四肢血脈者，宜空腹而在旦；病在骨髓者，宜飽滿而在夜。

夫大病之主，有中風傷寒，寒熱溫瘧，中惡霍亂，大腹水腫，腸澼下利，大小便不通，賁肫，上氣，咳逆，嘔吐，黃疸，消渴，留飲，癖食，堅積，癥瘕，驚邪，癲病，鬼疰，喉痹，齒痛，耳聾，目盲，金創，踒折，癰腫，惡創，痔瘻，癭瘤。男子五勞七傷，虛乏羸瘦，女子帶下崩中，血閉陰蝕，蟲蛇蠱毒所傷。此大略宗兆。其間變動枝葉，各宜依端緒以取之。

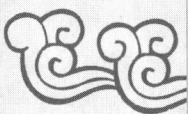

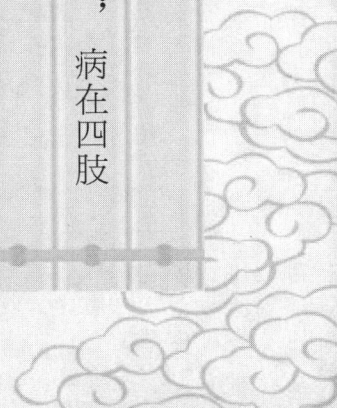

【经文】

病在胸膈以上者，先食后服药；病在心腹以下者，先服药而后食；病在四肢血脉者，宜空腹而在旦；病在骨髓者，宜饱满而在夜。

夫大病之主，有中风伤寒，寒热温疟，中恶霍乱，大腹水肿，肠澼下利，大小便不通，贲肫，上气，咳逆，呕吐，黄疸，消渴，留饮，癖食，坚积，癥瘕，惊邪，瘨病，鬼疰，喉痹，齿痛，耳聋，目盲，金创，踒折，痈肿，恶创，痔瘘，瘿瘤。男子五劳七伤，虚乏羸瘦，女子带下崩中，血闭阴蚀，虫蛇蛊毒所伤。此大略宗兆。其间变动枝叶，各宜依端绪以取之。

本经要义

病位在胸膈以上者，宜饭后服药，病位在心腹以下的，宜饭前服药；病位在四肢血脉，宜早晨空腹时服药；病位在体内深达骨髓时，宜晚上加食后服药。

《本经》所言服药方法，后世已有改变。现代服药方法更为科学："食前服"，在食前先服药；"食后服"，食后再服药；"以食物压下"，即服药后，即进食；"食远服"，两餐之间，即空腹时服药。另外还有，多次分服、频服、含化服等。

常见的主要疾病有伤风、伤寒、寒热、疟疾（温疟）、中恶、霍乱、大腹臌胀、腹泻、痢疾、便秘、尿闭、奔豚、咳嗽、气喘、呕吐、黄疸、消渴、悬饮、食积、厌食、气滞、气郁、惊风、癫痫、肺痿、喉痹、牙痛、耳聋、视物昏花、青盲、外伤、骨折、跌打损伤、痈肿疮毒、痔瘘、瘿瘤；男子五劳七伤、虚弱消瘦；女子带下、崩漏、经闭、阴蚀阴痒、虫蛇咬伤、虫蛇咬伤、虫积臌胀等。主要疾病大概就是这些。总之疾病的变化和一些次要病证，都要根据病因，采用针对性的不同方法和药物治疗。

【按】

1."大病之主"，作"主要之病"解。

2."中风"作"伤风"解，不作"脑卒中"（脑出血）解。

3. 中恶，古病名，其主要证候：猝然发病，寒热，心腹痛，全身痛，吐血下血，气息不通，大小便闭，角弓反张等。

4. 霍乱为暴吐暴利之病。古代所谓："清气与浊气相干，乱于肠胃，则为霍乱。"或云："阳气欲升，阴气欲降，阴阳乖隔变为吐利。"即现代之因肠胃炎等病又吐又泻，亦为霍乱。

5. 肠澼，即肠道或内痔出血由肛门而泻下；下利，有水谷痢、血痢、赤痢、白痢、休息痢、噤口痢等。

6. 贲肫，即奔豚病。

7. 上气，"为邪搏于气，气壅不得宣发，是为有余，故咳嗽而上气"。

8. 癖食，留饮癖食，食物不消，积于肠胃之病。留饮，为痰饮之积聚；癖食，即食物不化。

9. 癥瘕与积聚同义。癥者真也，相当于积；瘕者假也，相当于聚。

10. 五劳（痨），五脏之劳，即心劳、肺劳、脾劳、肾劳、肝劳。《素问》宣明五气篇："久视伤血（心），久卧伤气（肺），久坐伤肉（脾），久力伤骨（肾），久行伤筋（肝），是谓五劳所伤。"

11. 七伤，为肝伤、心伤、脾伤、肺伤、肾伤、骨伤、脉伤，表里受病。《外台秘要》："七伤之病为阴汗、阴衰、精清、精少、阴下湿痒、小便数少、阴痿。"

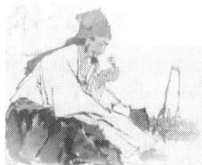

白胶　Baijiao

【处方用名】鹿角胶—鹿科 Cervidae.

【经文】白胶，味甘平。主伤中劳绝，要痛，羸瘦，补中益气，妇人血闭无子，止痛，安胎，久服轻身延年。一名鹿角胶。

本经要义

白胶：《名医别录》载："白胶，温，无毒。主治吐血，下血，崩中不止，四肢酸痛，多汗，淋露，折跌伤损。生云中，煮鹿角作之。"《新修本草》："白胶，味甘，平，温，无毒。主伤中，劳绝，腰痛，羸瘦，补中益气，妇人血闭无子，止痛，安胎。疗吐血，下血，崩中不止，四肢酸痛，多汗，淋露，折跌伤损。久服轻身延年。一名鹿角胶。生云中，煮鹿角作之。"《本草纲目》："白胶，一名鹿角胶。"李时珍："今人呼煮烂成粉者，为鹿角霜。取粉熬成胶，或只以浓汁熬成膏者，为鹿角胶。"

伤中：详见石斛"本经要义"伤中项，可互参。《本经》言"伤中"药物尚有地黄、山药、麦冬、远志、石斛等。

劳绝：指虚损劳伤，又有劳怯之称谓，是五脏诸虚不足而产生的多种疾病。凡先天不足，后天失调，病久失养，正气损伤，久虚不复等，表现之各种虚弱证候，均属虚劳范畴。其病理变化过程，大都由积渐而成。久病体虚则为"虚"，久病虚而不复则

白膠，味甘平。主傷中勞絕，要痛，羸瘦，補中益氣，婦人血閉無子，止痛，安胎，久服輕身延年。一名鹿角膠。

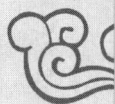

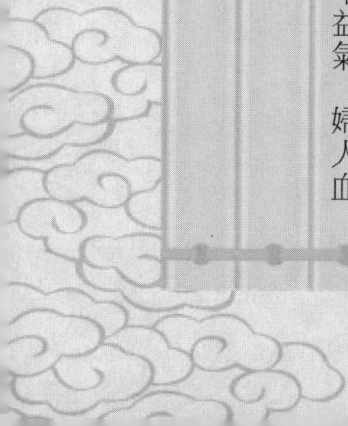

为"损"，虚损日久则成"劳"。虚、损、劳是病情的发展，又是相互关联的。

"劳绝"有"五劳""六极""七伤"等名称。"劳"即劳损，"绝"，极致，劳损过度。泛指虚损证病变，统称归结为"五劳所伤""房劳""肾精亏损"等。

要痛："要"通"腰"，"要痛"即"腰痛"。"腰"指后胸部之第十二肋骨以下与骼嵴以上之软组织部位。"腰痛"，病证名。《黄帝内经素问》卷十一·刺腰痛篇第四十一："足太阳脉令人腰痛，引项脊尻①背如重状……少阳令人腰痛，如以针刺其皮中，循循然不可以俯仰，不可以顾……阳明令人腰痛，不可以顾，顾如有见者，善悲……足少阴令人腰痛，痛引脊内廉……厥阴之脉令人腰痛，腰中如张弓弩弦……解脉令人腰痛，痛引肩，目眮眮然，时遗溲……"

"腰痛"，病症名，指腰部一侧或两侧疼痛，或痛连脊椎。腰为肾之外候，凡因劳累过度，年老体衰、肾气亏损或因感受外邪、外伤等致腰部经络循环受阻，均可发生腰痛。外邪、外伤所致之急性腰痛以实证居多，治宜活血通络、舒筋利气和祛邪为主。若病程较久，反复发作之慢性腰痛，多为肾虚亏损者多见，治宜滋补腰肾、强筋壮骨为主。此处腰痛系指肾虚亏损者为主。根据腰痛的程度、部位、病因等之不同，又有腰痛、腰背痛、外感腰痛、内伤腰痛、闪挫腰痛、瘀血腰痛、肾虚腰痛、气滞腰痛、虚劳腰痛等。白胶善治肾虚腰痛和虚劳腰痛等。

羸瘦："羸"，指身体瘦弱。《说文·羊部》："羸，瘦也。"亦指瘦羊。"瘦"指脂肪少，肌肉不丰满，软弱无力。《韩非子·内储说下》："公子甚贫，马甚瘦。"鲁迅《孔乙己》："他脸上黑而且瘦，已经不成样子。""羸瘦"指身体虚弱，消瘦。

血闭无子："血闭"指妇人闭经。"无子"指男女不能生育。即现今之不孕症和不育症。"血闭无子"指妇人因闭经不能受孕生子。

"血闭"，或叫闭经，又叫水月不通。《诸病源候论》卷三十九·妇人杂病诸候三·月水不通无子候："月水不通而无子者，由风寒邪气客于经血。夫血得温则宣流，得寒则凝结，故月水不通。冷热血结，搏子脏而成病，致阴阳之气不调和，月水不通而无子也。月水久不通，非止令无子。血结聚不消，则变为血瘕，经久盘结成块，亦作血瘕。"

---

① 尻：音 kāo。

药物解读

《中华人民共和国药典》2015 年版一部收载:鹿角胶,为鹿角经水煎煮,浓缩制成的固体胶。

【性味归经】性温,味甘、咸。归肾、肝经。

【功能主治】温补肝肾,益精养血。用于肝肾不足所致的腰膝酸冷,阳痿遗精,虚劳羸瘦,崩漏下血,便血尿血,阴疽肿痛。

【拓展阅读——鹿角胶制法及形状鉴别】

将鹿角锯成段或块,长 5～10cm,用食用水漂泡后洗净,分次水煎,合并药汁,加入少量白矾细粉,静置,过滤,浓缩,加入适量药用黄酒、冰糖收膏,冷凝,切块,晾干即得。

本品呈扁方形块状,黄棕色或红棕色,半透明,有的上部有黄白色泡沫层。质脆,易碎,断面光亮。气微,味微甜。

【临床药师、临床医师注意事项】

鹿茸、鹿角、鹿角胶、鹿角霜为同基原不同入药部位及其加工制品。

鹿茸:壮元阳,益精血,善补督脉而固冲任。"生精补髓,养血益阳,强筋健骨。治疗一切虚损,耳聋,目暗,眩晕,虚痢。"(《本草纲目》)

鹿角:系已骨化之老角。亦具补肾壮阳之功。然功效较之鹿茸逊色,但廉价。故常作鹿茸之代用品,且尚能活血消肿,常用于乳痈初起之肿胀疼痛;阴疽疮痈瘀血作痛;虚劳内伤致腰脊疼痛,足膝痿软等。

鹿角霜:为鹿角胶熬制后之残渣,功效近似鹿角,效力次之,已无补阴益精之功。但具收敛作用,对于遗精、久泻、崩漏等有一定临床疗效。

鹿角胶:功效不如鹿茸,偏于益精补血,但补益之力较鹿角为强,且具有敛血止血作用。凡虚寒性出血,如吐血、咯血、尿血、便血、崩漏等均可选用,在滋补强壮剂中,常与龟板胶相须为用,起到阴阳双补之效。

医籍选论

鹿茸形如萌栗,有初阳方生之意。鹿角形如剑戟,具阳刚坚锐之体,水熬成胶,故气味甘平,不若鹿茸之甘温也。主治伤中劳绝者,中气因七情而伤,经脉因劳顿而绝。鹿胶甘平滋润,故能治也。治腰痛羸瘦者,鹿运督脉,则腰痛可治矣。胶能益髓,则羸瘦可治矣。补中者,补中焦。益气者益肾气也。治妇人血闭无子者,鹿性纯阳,角具坚刚,胶质胶润下,故能启生阳,行瘀积,和经脉而孕子也。止痛安胎者,更和经脉而生子也。久服则益阴助阳,故轻身延年。

——清·张志聪《本草崇原》

白胶,即鹿角煎熬成胶,何以《本经》白胶列为上品,鹿茸列为中品乎?盖鹿茸温补过峻,不如白胶之甘平足贵也,功用略同,不必再释。其主妇人血闭,止痛安胎者,皆补冲脉血海之功也。轻身延年者,精足血满之效也。

——清·陈修园《神农本草经读》

白胶气平,味甘无毒,得地中正之土味,入足太阴脾经。气味降多于升,质滋味浓,阴也。中者脾土也,伤中劳绝者,脾虚之人而作劳以伤真气,脾为阴气之源,源枯而阴绝也;其主之者,味甘益脾阴也。腰痛羸瘦者,脾为阴气之源,而外合人身之肌肉,脾阴虚,则肾阴亦虚,故腰痛而肌肉瘦削也。其主之者,味甘可以补脾,气平可以益肺滋肾也。补中者,补脾中气也;益气者,肺主气。气平可以益肺也。

脾统血,女人血闭无子,脾血不统也。味甘益脾阴,所以主之。脾血少,则燥而痛矣。味甘养血,所以止痛。血足则胎安,故又安胎也,久服轻身延年者,白胶气平益肺,肺主气,气足则身轻。味甘益脾,脾统血,血足则谷纳而延年也。

——清·叶天士《本草经解》

白胶,味甘平。主伤中劳绝,腰痛羸瘦,皆骨节虚寒之证。补中益气,补血则中气自足也。妇人血闭无子,止痛,安胎。补冲脉血海之功。久服,轻身延年。精足血满,故有此效。

鹿之精气全在于角,角本下连督脉。鹿之角,于诸兽为最大,则鹿之督脉最盛可知,故能补人身之督脉。督脉为周身骨节之主,肾主骨,故又能补肾。角之中皆实以血,冲为血海,故又能补冲脉,冲脉盛而肾气强,则诸效自臻矣。

——清·徐大椿《神农本草经百种录》

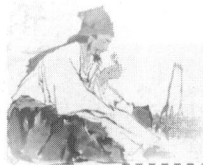

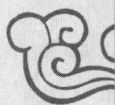

白英 Baiying

【处方用名】 白英——茄科 Solanaceae.

【经文】 白英,味甘寒。主寒热,八疸,消渴,补中益气。久服轻身延年。一名谷菜。生山谷。

本经要义

味甘寒:《本经》言白英,性寒,味甘。《中药炮制学辞典》言白英,性寒,味甘、苦。有小毒。《中华人民共和国药典》一部载:白英,性平,味微苦。

寒热: 详见第一集,甘草"本经要义"之"寒热"项。可互参。

八疸: 泛指各种痈疸病的总称。"疸",凡疮疡表现为漫肿平塌,皮色不变,不热不痛,未成脓难消,已成脓难溃,脓水清稀,破后难敛等,都称之为"疸"。其证可因感受外邪,邪气郁结于肌肉筋骨之间,气血凝滞而成;或因情志内伤,气血失调;或因恣食炙煿肥腻,痰凝湿滞等因素而致。《黄帝内经灵枢》卷十二·痈疽第八十一:"余已知血气之平与不平,未知痈疽之所生,成败之时,死生之期,有远近,何以度之,可得闻乎······黄帝问曰:愿尽闻痈疽之形,与忌日名。岐伯曰:痈发于嗌中,名曰猛疸······发于颈,名曰夭疸······发于腋下赤坚者,名曰米疸······发于胸,名曰井疸······发于膺,名曰甘疸······发于股胫,名曰股胫疸······发于尻,名曰锐疸。"疮面深而恶为疸,是气血为毒邪所阻滞,发于

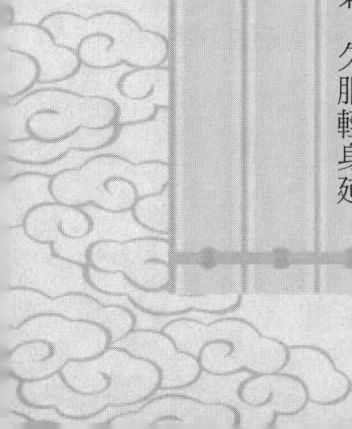

肌肉筋骨的疮肿。宋以前的疽仅指无头疽。自宋《卫济宝书》始见有无头疽的描述。即按疽病早期的有头和无头,分为有头疽和无头疽。

无头疽:发于筋骨之间或肌肉深部之阴性疮疡。多因毒邪深陷,寒凝气滞而酿成患部漫肿无头,皮色晦暗,病程缠绵,甚者伤筋烂骨,难溃难敛。

有头疽:系指发生于体表软组织之间的阳性疮疡。初期患部有单个或多个白色粟米样的疮头而得名。根据形态和发病部位的不同而命名,如发脑、发背、发胸等。多因外感风湿火毒,或湿热火毒内蕴,使内脏积热,营卫不和,邪阻肌肤而成。初起患部色红发热,根囊高肿,疮头如粟米,一个至多个不等,甚则疼痛剧烈,身热口渴,便秘尿赤,脉洪数,舌红苔黄者为实证。若初起疮形平塌,根形漫肿,色晦暗,不甚疼痛,成脓迟,脓至清稀,神疲少食,面色无华,脉数无力,舌绛或淡者属虚证。

消渴:详见第一集枸杞子"本经要义"之"消渴"条。

补中益气:详见第一集黄芪"名著论选",清·张锡纯论述。

久服轻身延年:为道家之言,不必深究。

药物解读

《中华人民共和国药典》2015 年版一部收载:茄科植物白英 Solanum lyratum Thunb. 的干燥全草。

【性味归经】性平,味微苦。

【功能主治】清热解毒,消肿。用于风热感冒,发热,咳嗽,黄疸性肝炎,胆囊炎;外用治疗痈肿,风湿性关节炎。

《四川省中药材标准》2010 年版收载:白英,为茄科茄属植物白英 Solanum lyratum Thunb. 的干燥全草。

【性味归经】性平,味微苦。归肝、胆经。

【功能主治】清热解毒,消肿。用于风热感冒,发热,咳嗽,黄疸型肝炎,胆囊炎;外治痈肿,风湿性关节炎。

【药材(饮片)鉴别要点】

药材鉴别　药材为藤本,长约 1～4cm,全体被白色柔毛,幼枝及叶尤为明显。根较细,弯曲,浅棕黄色。茎圆柱形,有棱,灰绿色至灰黄色。叶互生,叶片皱缩已碎。完整叶展平呈长卵形至琴形,先端渐尖,基部心形,全缘,下部有浅裂至中裂,裂片耳状或戟形。叶面棕绿色,下面灰绿色。叶柄长约 2～4cm，聚伞花序与叶对生，浆果球形，绿棕色。种子近圆形，扁平。气微，味淡，微苦。

饮片鉴别　白英饮片呈不规则的段。根、茎、叶、花、果实混合。根浅棕黄色。茎圆柱形，稍有棱，表面灰绿色至灰黄色，横切面中空。叶片皱缩破碎，完整叶片展开后呈戟形或琴形，棕绿色至灰绿色。聚伞花序。浆果球形，绿棕色，种子近圆形，扁平。气微，味微苦。

医籍选论

白英，味甘，寒，无毒。主治寒热，八疸，消渴，补中益气。久服轻身，延年。一名谷菜，一名白草。生益州山谷，春采叶，夏采茎，秋采花，冬采根。

——梁·陶弘景《本草经集注》

白英，主烦热，风疹，丹毒，疟瘴寒热，小儿结热，煮汁饮之，一名鬼目。《尔雅》云：苻，鬼目，注似葛叶，有毛，子赤如耳珰珠。若云子熟黑，误矣。

——唐·陈藏器《本草拾遗》

白毛藤，亦名天灯笼，又名和尚头草。白毛藤生人家墙壁上，茎、叶皆有白毛，八、九月开花藕合色，结子生青熟红，鸟雀喜食之……止血淋、疟、疝气，汁滴耳中，止脓不干。入药内，保肿毒不大。治疬，用煮牛肉精者食之，清湿热，治黄疸水肿，小儿蛔结腹痛。采药志云：性热活血，追风生血，治鬼箭有效。

——清·赵学敏《本草纲目拾遗》

白英，《本经》上品。《尔雅》：苻，鬼目。即此。一名排风子。《吴志》曰：鬼目菜，《齐名要术》误以为岭南鬼目果。湖南谓之望冬红。俚医以为治腰痛要药。其嫩叶味酸，可作茹。老根生者，叶大有五桠，凌冬不枯，春时就根生叶。

——清·吴其濬《植物名实图考》

白毛藤，又名白英，排风藤，性味甘、苦、寒，有小毒。归肝、胆、肾经。具有清热利湿，解毒消肿，抗癌的功能。用于湿热黄疸、胆囊炎、胆石症、肾炎水肿、风湿关节炎、妇女湿热带下、小儿高热惊搐、痈肿瘰疬、湿疹瘙痒、带状疱疹等。

——叶定江，原思通《中药炮制学辞典》

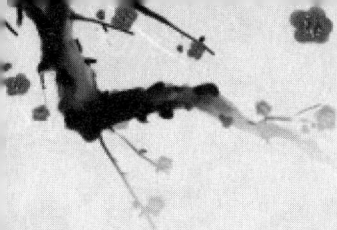

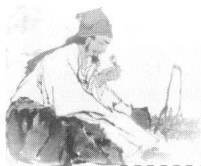

草蒿 Caohao

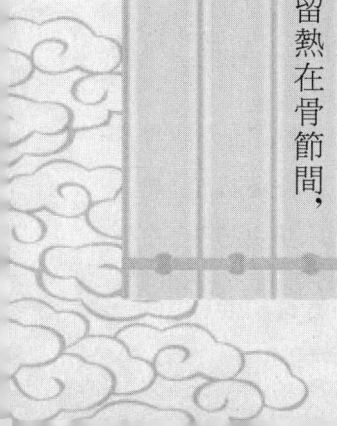

【处方用名】青蒿——菊科 Compositae.

【经文】草蒿,味苦寒。主疥搔,痂痒,恶创,杀虱,留热在骨节间,明目。一名青蒿,一名方溃。生川泽。

本经要义

青蒿:青蒿之名始见于《五十二病方》。《神农本草经》记载名草蒿,别名青蒿。

东晋葛洪《肘后备急方》载:"青蒿治疗疟疾……"其后至今之医药文献均记载青蒿单味或复方均治疗疟疾。

宋·苏颂《图经本草》载:"青蒿,即草蒿也。"并附有两种不同的青蒿图。

北宋·沈括《梦溪笔谈》:"蒿之类至多,如高(蒿)一类,自有两种:有黄色者,有青色者。《本草》谓之青蒿,亦恐有别也。"

明·李时珍《本草纲目》分别收载:"青蒿,二月生苗,茎粗如指而肥软,茎叶并深青。其叶微似茵陈,而面背俱青。其根白硬。七八月开细黄花颇香。""黄花蒿、香蒿、臭蒿通可名草蒿。此蒿与青蒿相似,但此蒿色绿带淡黄,气辛臭,不可食,人家采以罨①酱黄酒曲者是也。"

---

① 罨:庵,音 yan,犹"闷"。指紧盖盖子,不使泄气,让物体变性或发酵。

草蒿,味苦寒。主疥搔,痂癢,惡創,殺蝨,留熱在骨節間,明目。一名青蒿,一名方潰。生川澤。

清·吴其濬《植物名实图考》分别收载："黄花蒿，俗呼臭蒿，以覆酱豉。《本草纲目》始收入药。青蒿，《本经》下药，与黄花蒿无异。《梦溪笔谈》以色深青为别。"并分别附有药图。从精确之附图可定为青蒿为 Artemisia apiacea Hance. 黄花蒿为 Artemisia annua L. 现代植物学界分别将上述两种植物定为青蒿和黄花蒿。

青蒿与黄花蒿自古有之，但古人认为入药的为青蒿。现代研究结果证实，抗疟成分青蒿素主要在黄花蒿中。诺贝尔奖获得者屠呦呦已将黄花蒿 Artemisia annua L. 作为青蒿素提取的药物来源。《中国药典》将黄花蒿作为中药青蒿的唯一基原。

祝按：经本草文献考证：草蒿即青蒿；青蒿的基原有两种，即菊科 Compositae 蒿属 Artemisia 植物青蒿 Artemisia apiacea Hance. 与黄花蒿 Artemisia annua L. 因同属近缘的两种植物，其植物形态相似，在古代存在混用现象，现今亦是如此。中医临床用药、品种与饮片鉴定不准确，故而中医临床疗效差别较大。

疥搔痂疥："疥"指"疥疮"。《说文》："疥，搔也。""搔"又作"瘙"。段玉裁注："疥急于搔，因灌错如鳞介也。""疥"又通"痎"，指两一发的疟疾。"疥疮"，病名，出自《刘涓子鬼遗方》，因风湿热邪郁于皮肤，接触传染。此疮多发于手指，尤以指缝为最，也常见于肘窝、腋下、小腹、腹股沟、臀腿等处，甚则遍及全身，剌痒难忍。皮肤常见针头大小的丘疹和水泡，故体表常见抓痕和结痂。因瘙痒抓破结痂，反复发作，难治。有因抓拍而继发感染化脓者，又继而成"脓窝疥"。因奇痒，抓破皮肤，凹陷成窝感染，上有脓液，干后结痂，故名。此病以中医外治为主。

《诸病源候论》卷五十·小儿杂病诸候·疥候："疥疮多生于足指间，染渐生至于身体，痒有脓汁，按九虫论云：蛲虫多所变化，亦多作疥，其疮里有细虫，甚难见，小儿多因乳养之人，病疥而染着小儿也。"

惡創："創"通"疮"，即恶疮，出自《刘涓子鬼遗方》，指疮疡表现为焮肿痛痒，溃破后浸淫不休，经久不愈，称之为恶疮。

"恶"为"惡"的简化字，同古字"恶"。《玉篇·心部》："恶，同惡。"表历害，凶猛之意。《韩非子·八说》："有恶病，使之事医。"《诸病源候论》卷三十五·疮病诸候·诸恶疮候："诸疮生身体，皆是体虚受风热，风热与血气相搏，故发疮。若风热挟湿毒之气者，则疮痒痛焮肿，而疮多汁，身体壮热，谓之恶疮也。"《诸病源候论》卷五十·小儿杂病诸候·恶疮候："夫人身体生疮皆是脏热外冲，外有风湿相搏所生，而风湿之气，有挟热毒者，其疮则痛痒肿焮，久不瘥，故名恶疮也。"

蝨：即虱。"蝨"，寄生在人畜身上的一种昆虫，浅黄或灰白、灰黑色，头小，腹大，没有翅膀，卵白色，椭圆形，吸食血液，能传染疾病。《说文·蚰部》："蝨，啮人蟲。从蚰，卂声。"又比喻寄生作恶的人或有害的事物。《商君书·说民》："民贫则弱国，富则淫，淫则有蝨，有蝨则弱。"

留热在骨节间：为疟疾病的病理现象，病邪热在体内，病邪入侵在体内，正邪交争在里，邪气内入则寒，正气驱邪于表则热，留热在骨节间，即邪热在体内骨内之间。《黄帝内经素问》卷十·疟论篇第三十五："……热气盛，藏于皮肤之内，肠胃之外，此荣气之所舍也。"

药物解读

《中华人民共和国药典》2015 年版一部收载：青蒿，为菊科植物黄花蒿 Artemisia annua L. 的干燥地上部分。

【性味归经】 性寒，味苦、辛。归肝、胆经。

【功能主治】 清虚热，除骨蒸，解暑热，截疟，退黄。用于温邪伤阴，夜热早凉，阴虚发热，骨蒸劳热，暑邪发热，疟疾寒热，湿热黄疸。

【药材（饮片）鉴别要点】

药材鉴别　草本植物，茎呈圆柱形，上部多分枝，长约 30～90cm，直径 0.2～0.6cm，或更粗，黄绿色或棕黄色，具纵棱线，质硬，易折断，断面中部有髓。叶互生，叶片暗绿色或棕绿色，卷缩易碎，完整者展平后为三回羽状深裂，裂片和小裂片矩圆形或长椭形，叶两面被短绒毛，具众多的小头状花序，体轻，质硬，易折断，气香特异，味微苦。

饮片鉴别　饮片呈不规则的小段，茎、叶、花蕾混合，茎呈圆柱形，表面黄绿色至棕黄色，具纵棱线。质略硬，易折断，断面中部有髓。叶互生，暗绿色至棕绿色，常卷缩易碎，完整者展平后为三回羽状深裂，小裂片矩圆形至椭圆形，两面被短毛，头状花序细小，球形，气香特异，味微苦。

【临床医师、药师注意事项】

◆ 关于青蒿的临床效用，古代用青蒿不是以治疗疟疾为主，今之《药典》收载亦是如此，有治疗疟疾的效用而已。

◆ 关于青蒿的入药品种问题，从宋代始直至明代，均认为青蒿有两种，即青蒿与黄花蒿，但古代仍然以青蒿入药为主，把黄花蒿列为次要品种。

◆ 现代植物学界将古代所用青蒿分别定为青蒿 Artemisia apiacea Hance. 和黄花蒿 Artemisia annua L. 两种。现代从治疗疟疾问题考虑，提取治疟成分青蒿素，而且主要在黄花蒿中提取，诺贝尔奖获得者屠呦呦亦将黄花蒿作为青蒿素的药物来源，**青蒿素是化学药（西药），不是中药，中医治疗讲疗效，不讲成分，《药典》亦将黄花蒿定为青蒿唯一中药品种，有失传统中医用药理论。**

应恢复传统中医青蒿用药品种，或将青蒿与黄花蒿同时收载为宜。

医籍选论

青蒿春生苗叶，色青根白，气味苦寒，盖受金水之精，而得春生之气。主治疥瘙痂痒恶疮者，气味苦寒，苦杀虫而寒清热也。又曰：杀虱者，言不但治疥瘙，而且杀虱也。又曰：治留热在骨节间者，主不但治痂痒恶疮，且治留热在骨节间也。禀金水之精，得春生之气，故明目。

——清·张志聪《本草崇原》

青蒿苦寒，除血分骨间热，故《本草》主留热在骨节间，止虚烦盗汗，明目。治疥瘙痂痒，恶疮，杀虫，煎洗入童便，捣叶取汁煎膏，治骨蒸劳热。又云补中益气，补劳，长毛发。生捣绞汁，却心痛热黄，灰和右灰煎，治毒疮及息肉痛肿，烧灰淋浓汤，点泻痢鬼疰。研末调米饮服。

——明·皇甫嵩《本草发明》

青蒿一握，以水二升，渍绞取汁，尽服之。

——晋·葛洪《肘后备急方》卷三

青蒿，得春木少阳之气最早，故所主之证，皆少阳、厥阴血分之病也。按《月令通纂》，言伏内庚日，采青蒿悬于门庭内，可辟邪气。阴干为末，冬至、元旦各服二钱亦良。现此，则青蒿之治鬼疰伏尸[①]，盖亦有所伏也。黄

---

① 鬼疰伏尸："鬼疰"，又名"鬼注"，即"劳瘵"。出自《肘后方》："鬼注，即是五尸之中尸注，又挟诸鬼邪为害也，其病变动，乃有三十六种至九十九种，大略使人寒热淋沥，恍恍默默，不的知其所苦而无处不恶，累年积月，渐就顿滞，以至于死，死后复传之旁人，乃至灭门，觉知此候者，便宜急治之方。""伏尸"，病名，指尸病病根停循隐伏，不能消散，导致发作不定时日之尸病证候。相当于西医学的单纯性晕厥、心源性晕厥、暂时性脑缺血、癔病等。

花蒿,释名:臭蒿。香蒿臭蒿通可名草蒿。此蒿与青蒿相似,但此蒿色绿带淡黄,气辛臭不可食,人家采以罨酱黄酒曲者是也。叶,辛、苦、凉无毒。主治小儿风寒凉热。子,辛、凉,无毒。主治劳,下气开胃,止盗汗及邪气鬼毒①。

——明·李时珍《本草纲目》

---

① 邪气鬼毒:"邪气"亦指病邪,泛指各种致病因素及其病理损害。"鬼毒",指鬼门侵入之病邪。鬼门,即汗毛孔。

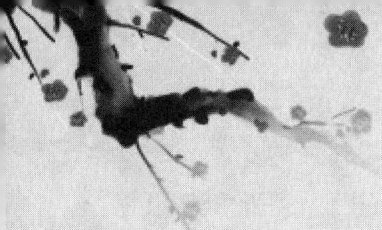

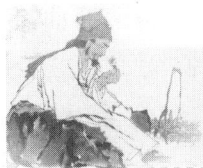

党参 Dangshen

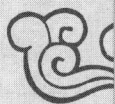

明目，开心益智。久服，轻身延年。一名人衔，一名鬼盖。生山谷。

人参，味甘微寒，主补五臓，安精神，定魂魄，止惊悸，除邪氣，

【处方用名】党参——桔梗科 Campanulaceae.

【经文】人参，味甘微寒，主补五脏，安精神，定魂魄，止惊悸，除邪气，明目，开心益智。久服，轻身延年。一名人衔，一名鬼盖。生山谷。

本经要义

《神农本草经》只言人参，而无党参之名。但从历代本草文献所载内容，其包括党参内容。古代人参（上党人参）道地今之吉林，而实际应在山西上党。

党参之名，最早出自清代·吴仪洛《本草从新》："党参，补中气，生津。按古本草云：参须上党者佳。今真党参久已难得。肆中所卖党参，种类甚多，皆不堪用，唯防风党参，性味和平足贵，根有狮子盘头者真，硬纹者伪也。"

曹炳章在《增订伪药条辨》中云："前贤所谓人参，产上党郡，即今党参是也。考上党郡，即今山西长子县境，旧属潞安府，故又称潞党参。""古名上党人参，产于山西太行山，潞安府等处为胜。"

党参，《神农本草经》未单独用党参之名收载。但据本草文献考证，党参入药，应早在秦汉时期就已用于临床，或与人参混用，称"上党人参"。在梁·陶弘景《本草经集注》中得到印证。陶氏在人参条云："上党郡在冀州西南，今魏国所献即是，形

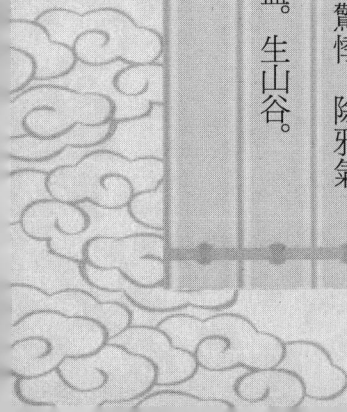

长而黄,状如防风,多润实而甘。世用不入服乃重百济者,形细而坚白,气味薄与上党,次用高丽,高丽即是辽东,形大而虚软,不及白济。"这是党参的最早描述,并非人参的描述。由此可知,古代山西上党除生长上党人参(五加科人参)外,尚用时出产党参,并同时入药。此种党参在当时上党人参日趋减少乃至绝迹的情况下,最初党参曾冒名顶替人参入药(如同现今雅连与黄连称谓),一直称谓上党人参,使用至清代才逐渐独立为一种新的药材品种——党参。

《本经逢原》在人参条解读:"产山西太行山名上党人参,虽无甘温峻补之功(五加科人参功效),却有甘平清肺之力,亦不似沙参之性寒专泻肺气也。"

《图经本草》:"江淮出一种土人参,叶如匙而小,与桔梗相似,苗长一二尺,叶相对生,生五六节,根亦如桔梗而柔,味极甘美,秋生紫花,又带青色。春秋采根,不入药,本处人或用之。"应是桔梗科植物党参的植物描述。

《吴普本草》在人参条云:"人参,一名土精,一名神草,一名黄参⋯⋯。"其"黄参"即指党参。《本草纲目拾遗》在"防风党参"条引翁有良辨误:"党参功用,可代人参,皮色黄而横纹,有类乎防风,故名防党,江西徽州等处呼为狮头师,因芦头大而圆凸,故名上党人参。"

赵学敏在党参条,引《百草镜》云:"党参,一名黄参,黄润者良,出山西潞安太原等处。有白色者,总以净软壮实味甜者佳。嫩而小枝者,名上党参。老而大者,名防党参。"文中"皮色黄而横纹,有类乎防风"之形态描述,正如陶弘景在《本草经集注》中所言:"上党郡在冀州西南,今魏国所献即是,形长而黄,状如防风,多润湿而甘,世用不入服而白济者⋯⋯"充分说明,古代上党除生长上党人参(五加科)外,尚有党参,即西汉时期党参已在临床中应用。党参入药应在西汉时期,称上党参或上党人参。党参之名出始则在清代。《本经》所言人参,实为包括今之党参在内。

【临床药师、临床医师注意事项】

◆ 关于古代文献方剂中人参、党参称谓问题

在古代,由于人参道地在山西上党,故有上党参之称谓。古代所有含人参汤方,如人参健脾丸、人参养荣丸、人参固本丸、人参再造丸、人参建中丸、人参养胃汤等,其方中之"人参",是指五加科"上党人参"还是指桔梗科"上党人参"有所疑惑。虽然有的含人参汤方中使用党参并无不妥,但是对

"经方""经药"的应用与研读无有什么偏颇，要保证"经方"用药精准，亦应实事求是加以研读和更正。上海对人参再造丸、人参养荣丸、人参健脾丸等方，使用党参投料已达百年之久，现已更名为党参再造丸、党参养荣丸、党参健脾丸等。

◆ 关于党参与人参类药比较问题

党参、人参均为补气要药，具有补气健脾、益肺生津之效，常用于各种气血不足或津气两伤之证，并能安神定智。然人参大补元气，挽救虚脱，功效卓著；党参不及。

党参同具人参功效，但效力弱，为平补和缓之品，为补益脾胃之要药，男女老幼皆宜。当党参作为人参之代用品，以补中益气养血之时，则须投以较大剂量，方可获效。

古籍所载之人参，既指五加科人参，又指桔梗科上党人参（党参）。中医学认为"人参为温补峻烈之剂，用以峻补五脏阳气；党参平补和缓之品，可作滋养脾胃之要药"。现今临床药师、临床医师则可作为研读含人参古方和临证使用党参与人参时参考。

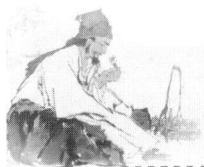

地膚子　Difuzi

【处方用名】地肤子——藜科 Chenopodiaceae.

【经文】地肤子,味苦寒。主旁光热,利小便,补中益精气。久服,耳目聪明,轻身耐劳。一名地葵,生平泽及田野。

本经要义

地膚子:"膚"同"肤"。肤为膚的简化字,《广韵·虞韵》:"肤,同膚。"即人体的表皮、皮肤,如切肤之痛。地肤子,为藜科植物地肤 Kochia scoparia (L.)Schrad. 的成熟果实。但《本经》并未明确其入药部位。

地肤子入药部分溯源

《名医别录》:"地(肤)子,无毒。主去皮肤中热气,散恶疮疝瘕,强阴,久服使人润泽。一名地麦。生荆州及田野。八月、十月采实,阴干。又,地肤子,捣绞取汁,主赤白痢,洗目去热暗,雀盲,澁痛。苗灰,主痢亦善。"

祝按:很显然,捣绞取汁应是茎叶入药。陶氏所言地肤子,一是用果实,二是用其苗叶。

地膚子,味苦寒。主旁光熱,利小便,補中益精氣。久服,耳目聰明,輕身耐勞。一名地葵,生平澤及田野。

> 唐·苏敬《新修本草》："地肤子，田野人名为地麦草，叶细茎赤，多出熟田中，苗极弱，不能胜举。今云堪为扫帚，恐人未识之。《别录》云：捣汁取汁，主赤白痢，洗目，去热暗，雀盲，涩痛。苗灰主痢亦善。北人亦名涎衣草。"
>
> 宋·苏颂《图经本草》："地肤子，生荆州平泽及田野。今蜀川、关中近地皆有之……八月九月采实，阴干用……其叶味苦寒，无毒，主大肠泄泻，止赤白痢，和气涩肠胃，解恶疮毒，三、四、五月采。"
>
> 祝按：唐宋时期果实与地上部分茎叶分别入药。

味苦寒：《本经》言"味苦寒"，是对地肤子果实和全草而言。《中华人民共和国药典》言其"性寒，味辛、苦"，是只针对地肤子果实而言。

旁光热："旁"通"膀"；"光"通"胱"。旁光即膀胱。人或高等动物体内贮存尿液的器官。呈囊状，位于骨盆腔内，有很大的伸缩性。地肤子性寒味苦，善入膀胱经，清热而利小便，故主膀胱热，利小便。现行教科书将地肤子归于利尿通淋药，古今认识一致。

补中益精气：详见黄芪"本经要义"，可互参。

久服，耳目聪明，轻身耐老：属道家养身理论，不必深究。

祝按：有很多报道，服用地肤子茎叶，对乙肝治疗有一定作用。清·赵其光《本草求原》载："地肤子，清利膀胱邪热，补膀胱阴血，热去则小便利，中焦之阴气自受益，而耳目聪明矣。"唐·甄权《药性论》亦载："与阳石同服，主丈夫阴痿不起，补气益力。治阴卵癞疾，去热风，可作汤沐浴。"

药物解读

《中华人民共和国药典》2015年版一部收载：地肤子，为藜科植物地肤 Kochia scoparia (L.)Schrad. 的干燥成熟果实。

【性味归经】性寒，味辛、苦。归肾、膀胱经。

【功能主治】清热利湿，祛风止痒。用于小便涩痛，阴痒带下，风疹，湿疹，皮肤瘙痒。

【药材(饮片)鉴别要点】

地肤子 呈扁状五角星形,直径约1～3mm,外被宿存花被,表面灰绿色至浅棕色,周围具膜质小翅5枚,背面中心有微突起的点状果梗痕及放射状脉纹5～10条,剥离花被,可见膜质果皮,半透明,种子扁卵形,长约1mm,黑色,气微,味微苦。

地肤苗 全草高0.5～1.5cm,茎直立,分枝多,绿色,秋天采收者茎为紫红色。老枝光滑无毛,嫩枝具白色柔毛,单叶互生,几乎无叶柄,叶片狭长长圆披针形,基部楔形,全缘。花小,杂性,黄绿色,无梗,数朵腋生。花期7-9月,果期9-10月。

【拓展阅读——中药一字之差辨异同】

"地葵"同为地肤和苍耳的别称,也就是说,地肤与地肤子、苍耳与苍耳子分别为不同入药部位的两种药物。地肤和苍耳是全草,地肤子和苍耳子是成熟果实,这种药物名称一字之差,却是基原相同而入药部位不同,常造成古今用药部位差异情形。如夏枯草与夏枯果穗、金沸草与旋覆花、谷精草与谷精珠、冬葵与冬葵子、枸杞与枸杞子、王不留行与王不留行子、茺蔚子与益母草、酸枣与酸枣仁、山茱萸与山萸肉等。

【临床药师、临床医师注意事项】

历史上地肤子药用部位为全草或果实,或同时使用带花果全草,以新鲜嫩茎叶入药最佳。

果实入药:性寒、味苦,归肾、膀胱经。清热解毒,利湿,祛风止痒。主治小便不利,淋浊,带下,血痢,风疹,湿疹,疥癣,皮肤瘙痒,疮毒等证。

全草入药:性寒,味苦。归肝、脾、大肠经。清热解毒,利尿通淋。主治赤白痢,泄泻,小便淋涩,小儿疳积,目赤涩痛,雀盲,皮肤风热赤肿,恶疮疥癣等证。

关于地肤苗与地肤子临床作用差异,可参阅《神农本草经药物古今临床应用解读》地肤子条,可互参。

医籍选论

地肤子,气味苦寒,禀太阳寒水之气化,故主治膀胱之热而利小便。膀胱位居胞中,故补中而益水精之气。久服则津液滋灌,故耳目聪明,轻身耐老。虞抟《医学正传》云:抟兄年七十,秋间患淋,二十余日,百方不效,后得一方,取地肤草,捣自然汁服之,遂通。至贱之物,有回生之功如此,是苗叶亦有功也。

——清·张志聪《本草崇原》

祝按: 张氏盛赞地肤茎叶之功效,非地肤子之功也。

地肤子,(湿草)泻膀胱血虚湿热,利小便淋闭。地肤子(专入膀胱)。治淋利水清热。功颇类于黄柏。但黄柏其味苦烈。此则味苦而甘。黄柏大泻膀胱湿热。此则其力稍逊。凡小便因热而见频数及或不禁。用此苦以入阴。寒以胜热。而使湿热尽从小便而出也。频数既谓之热。则不禁当不得以热名。然不禁亦有因于膀胱邪火妄动而致者。但频数不禁出于体旺。则为阳火偏胜。用以实治则可。出于虚衰老弱。虽有邪火内炽。亦恐真阳不足。当为详慎。泻膀胱血虚湿热,利小便淋闭……众病皆起于虚,虚而多热者,加地肤子、甘草。

——清·黄宫绣《本草求真》

地肤子,味苦、微寒,入足太阳膀胱经,利水泻湿,清热止淋。地肤子清利膀胱湿热,治小便淋涩,疗头目肿痛,狐疝阴癫,腰疼胁痛,血痢恶疮,阳痿诸证。苗、叶利水亦捷。

——清·黄元御《玉楸药解》

地肤苗叶,能益阴气,通小肠,无阴则阳无以化,亦东垣治小便不通用黄柏、知母滋肾之意。

——明·李时珍《本草纲目》

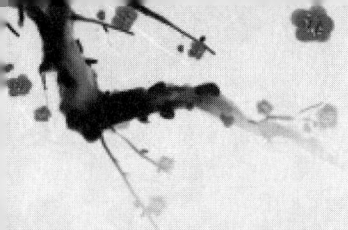

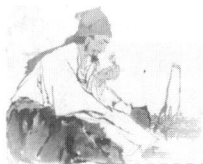

【处方用名】 前胡——伞形科 Umbelliferae.

【经文】 防葵，味辛寒。主疝瘕，肠泄，膀胱热结，溺不下，咳逆，温疟，癫痫，惊邪，狂走。久服，坚骨髓，益气轻身。一名梨蓋。生川谷。

本经要义

吴普认为："房葵，一名梁蓋，一名爵离，一名房苑，一名晨草，一名利如，一名房蓋。神农：辛，小寒。桐君、扁鹊：无毒。岐伯、雷公、黄帝：苦，无毒。茎叶如葵①，上黑黄。二月生根，根大如桔梗，根中红白，六月华②白，七月、八月实白。三月三日采根。"（魏·吴普《吴普本草》，尚志钧等辑校，人民卫生出版社；1987:16）。

祝按：从以上文字，可以肯定，防葵为根入药。

梁·陶弘景："防葵，味辛、甘、苦、寒，无毒。主治疝瘕，肠泄，膀胱热结，弱不下，咳逆，温疟，癫痫，惊邪狂走。治五藏虚气，小腹支满，胪胀，口干，除肾邪，强志。久服坚骨髓，益气，轻身。中火者不可服，令人恍惚见鬼。一名黎蓋，一名房慈，一名爵离，一名农梁，一名利茹，一名方蓋。生临淄川谷，及嵩高、太山、小室。三月三日采根，曝干。"（梁·陶弘景《本

---

① 葵：系指锦葵科植物葵花 Althaea rosae(L.)Cavan.

② 华："华"通"花"，"六月华白"，即六月花白。

防葵，味辛寒。主疝瘕，肠泄，膀胱热结，溺不下，咳逆，温疟，癫痫，惊邪，狂走。久服，坚骨髓，益气轻身。一名梨蓋。生川穀。

草经集注》，尚志钧，尚元胜辑校，人民卫生出版社；1994：224）。

祝按：亦只能肯定根入药。

唐·《新修本草》在防葵条："此药上品，无毒，久服主邪气惊狂之患。其根叶似葵花子根，香味似防风，故名防葵。采依时者，亦能沉水，今乃用枯杴狼毒当之，极为谬矣。此物亦稀有，襄阳，望楚，山涑兴州西方有之。其兴州采得，乃胜南者，为邻蜀土也。"

宋·《图经本草》："防葵……其叶似葵，每茎三叶，一本十数茎，中发一杆，其端开花如葱花，景天辈，而色白。根是防风，香味亦如之。依时采者乃沉水……采根入药。"所附药图："襄州防葵"为伞形科前胡属植物。因花白，似为白花前胡 Peucedanum praeruptorum Dunn.

曹元宇教授考证，认为是伞形科植物 Peucedanum japonicum Thunb.（曹元宇辑注《本草经》，上海科学技术出版社；1987：86）。

根据考证及《本草》对防葵功效记载，《本经》防葵基原为伞形科前胡属植物白花前胡 Peucedanum praeruptorum Dunn. 的根。

药物解读

《中华人民共和国药典》2015 年版一部收载：前胡，为伞形科植物白花前胡 Peucedanum praeruptorum Dunn. 的干燥根。

【性味归经】性微寒，味苦、辛。归肺经。

【功能主治】降气化痰，散风清热。用于痰热喘满，咳痰黄稠，风热咳嗽痰多等。

【药材（饮片）鉴别要点】

药材鉴别　白花前胡呈不规则的圆柱形、圆锥形或纺锤形，稍扭曲，下部常有分枝，长 3～15cm，直径 1～2cm。表面黑褐色或灰黄色，根头部多有茎痕及纤维状叶鞘残基，上端有密集的细环纹，形如"蚯蚓头"，下部有纵沟、纵皱纹及横向皮孔。质较柔软，干者质硬，易折断，断面不整齐，淡黄白色，皮部散有多数棕黄色油点，形成层环纹棕色，射线放射状。气芳香，味微苦、辛。

饮片鉴别　前胡呈类圆形或不规则形薄片。外表皮黑褐色至灰黄色，有时可见残留的纤维状叶鞘残基。饮片切面黄白色至淡黄色，皮部散有多数棕黄色油点，可见一棕色环纹及放射状纹理。气芳香，味微苦、辛。

祝按：旧版《药典》和统编教材同时收载同科当归属植物紫花前胡 Angelica decursiva（Miq.）Franch. et. Sav 的干燥根。现各地同时入药。（鉴别如下表）

表 1　白花前胡与紫花前胡的主要区别要点

项目	白花前胡	紫花前胡
根头长	1cm 以上	不及 1cm
根头环纹	明显	不明显
饮片断面	断面黄白色至淡黄色放射状纹理明显	断面白色，放射状纹理不明显
纤维状叶鞘残基	常有	没有或少有

【拓展阅读——中药材经验鉴别专用术语】

蚯蚓头：特指根茎类中药材，根头部具明显密集的环纹，形如蚯蚓的头部故名。

【临床药师、临床医师注意事项】

柴胡与前胡，素有"二胡"之称。

柴胡为发散风热药，其唯一作用清热，入肝胆经，升发肝经阳气。**注意：疏泄半表半里之邪并不是柴胡之功效，而是小柴胡汤之功效，将某一药在汤方中的临床功效解读为单味药的功效，这不是中医药理论的意义，柴胡在汤方中若不见黄芩并无解半表半里之功，若不见黄芪并无升提之能。**

前胡为清热化痰药，入肺经主降，下气祛痰为其主要功效。

在临床上患者若为寒热错杂之证，并兼有咳逆上气、胸闷者，两药常相须为用。如荆防败毒散。

医籍选论

前胡气微寒……气味俱降，阴也，胸者肺之部也，心火刑肺，则肺之津液不下行，郁于胸中而成痰矣。前胡味苦清心火，所以主痰满胸也。人身之气，左升右降，心火乘肺，肺不能降，则升亦不升而胁中痞矣。前胡味苦气寒，清心降气，肺气降，则升者亦升，而痞愈矣。心腹结气，邪热之气结于心腹也。寒能下气，苦能散结，所以主之。

风头痛，伤风而头痛也，风为阳邪，苦寒抑阳，故止头痛。去痰下气，清心宁肺之功也。伤寒寒热，乃阳盛阴虚之风热症也。苦寒清热，所以治之。苦寒之味，行秋冬肃杀之令，所以推陈致新，盖陈者去而新者方来也。味苦清火，所以明目。气寒助阴，所以益精也。

——清·叶天士《本草经解》

前胡，宣，解表，泻，下气，治风痰辛以畅肺解风寒，甘以悦脾理胸腹，苦泻厥阴肝之热，寒散太阳膀胱之邪微寒，一云微温。性阴而降，功专下气，气下则火降而痰消（气有余便是火，火则生痰）。能除实热。治痰热哮喘，咳嗽呕逆，痞膈霍乱，小儿疳气，有推陈致新之绩。明目安胎。无外感者忌用。

祝按：柴胡、前胡均是风药。但柴胡性升、前胡性降，为不同。肝胆经风痰，非前胡不能除。

清·汪昂《本草备要》

前胡，肺肝药也。散风驱热，消痰下气，开胃化食，止呕定喘，除嗽安胎，止小儿夜啼。柴胡、前胡均为风药，但柴胡主升，前胡主降为不同耳。种种功力，皆是搜风下气之效，肝胆经风痰为患者，舍此莫能疗。

——明·李中梓《本草通玄》

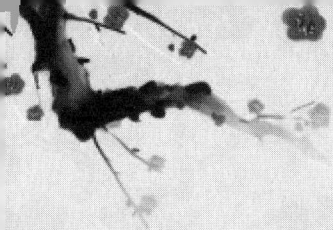

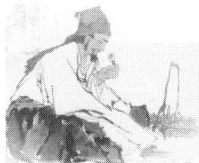

海蛤 Haige

【处方用名】蛤壳——帘蛤科 Veneridae.

【经文】海蛤,味苦平。主咳逆上气,喘息烦满,胸痛,寒热,一名魁蛤。

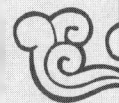

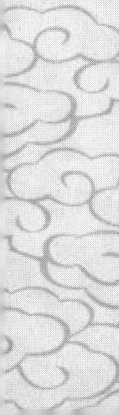

尚志钧辑校本:海蛤,味苦、平。主治咳逆上气,喘息,烦满,胸痛寒热,一名魁蛤,文蛤,治恶疮,蚀五痔。

本经要义

海蛤:即现今之蛤壳。海蛤之名始载于《神农本草经》,同时收载有"文蛤",列为上品。蛤壳之名则始见于明·李中立《本草原始》。《本草纲目》载:"海蛤者,海中诸蛤烂壳之总称,不专指一蛤也。大抵海中蚌蛤蚶蛎、性味咸寒,不甚远,功能软散,小异大同。文蛤自是一种。但海中蛤蚌,名色虽殊,性味相类,功能变同,无甚分别也。"

祝按:从动物分类学上,海蛤、文蛤、魁蛤等,是同科不同属种之动物药,其临床性味功效同类。

梁·陶弘景《本草经集注》:"海蛤,味苦,咸,平。主治咳逆上气,喘息烦满,胸痛,寒热,治阴痿。一名魁蛤,生东海。"

陶氏又在虫兽部另立魁蛤条:"魁蛤,味甘,平,无毒。主治痿痹,洩痢,便脓血。一名魁陆,一名活东。生东海,正圆两头空,表有文,取无味。"

陶氏又在虫兽部中品载:"文蛤,味咸,平,无

海蛤,味苦平。主咳逆上氣,喘息煩滿,胸痛,寒熱,一名魁蛤。

毒。主治恶疮，蚀五痔。咳逆胸痹，腰痛胁急，鼠瘘，大孔出血，崩中漏下。生东海，表有文，取无时。"

祝按：海蛤、文蛤、魁蛤等，均生产于东海，取无时，应是同一类型海生动物的贝壳。尚志钧考证，海蛤、文蛤合并为一条，是有依据和科学的。

李时珍在《本草纲目》中指出："海蛤者，海中诸蛤烂壳之总称，不专指一蛤也。"说明海蛤、文蛤、魁蛤为同一类蛤壳。李时珍云："海蛤即海边泥沙中得之。大者如棊（"棋"的异体字），小者如油麻粒，黄白色，或黄赤相杂。盖非一类，乃诸蛤之壳……蛤类至多，不能分别其为何蛤，故通谓之海蛤也。海蛤是诸蛤烂壳，文蛤自是一种。陈藏器言文蛤是未烂时壳，则亦泛指诸蛤未烂者也，其说未稳（不妥帖）。但海中蛤蚌名色虽殊，性味相类，功用亦同，无甚分别也。"

咳逆上气："咳逆"，出自《黄帝内经素问》卷二十一·六元正纪大论篇第七十一："寒来不杀，温病乃起，其病气怫于上，血溢目赤，咳逆头痛……其病热邪于上，咳逆呕吐。"指咳嗽气逆之证。

《金匮要略》卷中·痰饮咳嗽病脉证并治第十二："咳逆倚息，气短不得卧，其形如肿，谓之支饮。"

《诸病源候论》卷十四·咳病诸病候·咳逆候："咳逆者，是咳嗽而气逆上也。气为阳，流行府脏宣发腠理，而气肺之所至也。咳病由肺虚感微寒所成，寒搏气，气不得宣；胃聚还肺，肺则胀满，气逆不下，故为咳逆。"

"咳逆上气"即咳喘病，气逆而喘的证候。因外感六淫或痰饮内停者，多属实证。或因久病咳嗽，或大病耗伤元气者，则多属虚证。其发病与肺、脾、肾密切相关。如肺气壅滞或虚耗，脾失健运，肾不纳气等，均可致病。迁延日久，并可导致心气虚衰等。

《诸病源候论》卷十四·咳嗽病诸候·咳逆上气候："肺虚感微寒而成咳。咳而气还聚于肺，肺则胀，是为咳逆也。邪气与正气相搏，正气不得宣通，但逆上喉咽之间，邪伏则气静，邪动则气奔上，烦闷欲绝，故谓之咳逆上气也。"

喘息："喘"，指呼吸急促。

《说文》："喘，疾息也。""疾"，快速之意。"喘息"，病症名，指呼吸时气喘。"息"，一呼一吸之谓。疾息，即表示呼吸次数比正常人快速。喘息，亦称喘逆、喘促。古称上气、喘息等，一般通称气喘。

《黄帝内经素问》卷六·玉机真脏论篇第十九："大骨枯槁，大肉陷下，胸中气满，喘息不便，其气动形……"

喘息之证，其发病与肺、肾密切相关。因肺为气之主，肾为气之根。由风寒、痰饮、邪火等壅阻于肺，气失宣降者多属实证；由素体虚弱或病久元气耗损，致肺气失主，肾不纳气者多属虚。治疗实喘以祛除病邪为主，虚喘者则以培土摄纳为主。亦有病邪未除，元气已损，症见虚实夹杂者，则当扶正与祛邪兼顾，或在喘发时用祛邪，间歇时用扶正法治疗。

烦满：指烦躁与胀满的合称，或指烦躁胀满的省文。胸中热郁不安为烦，手足扰动不宁为躁。烦与躁常并见、并称。

《黄帝内经素问》卷二十二·至真要大论篇第七十四："少阴之复，懊热内作，烦躁鼽嚏，少腹绞痛……少阳之复，大热将至，枯燥燔热，介虫乃耗，惊瘛咳衄，心热烦躁……"胸中胀闷不适为中满。即腹中胀满者，可因气虚、食滞、寒浊上壅、湿热困阻等原因，使脾胃运化失常，气机痞塞所致。

胸痛：病症名，指胸部正中或偏侧疼痛的自觉症状。《黄帝内经素问》卷十三·脉解篇第四十九："所谓胸痛少气者，水气在脏腑也，水者阴气也，阴气在中，故胸痛少气也。"

寒热：详见甘草"本经要义"寒热项解。可互参。

药物解读

《中华人民共和国药典》2015 年版一部收载：蛤壳，为帘蛤科动物文蛤 Meretrix meretrix Linnaeus 或青蛤 Cyclina sinensis Gmelin. 的贝壳。

【性味归经】性寒，味苦，寒。归肺、肾、胃经。

【功能主治】清热化痰，软坚散结，制酸止痛。外用收湿敛疮。用于痰火咳嗽，胸胁疼痛，痰中带血，瘰疬瘿瘤，胃痛吞酸。外治湿疹，烫伤。

【药材鉴别要点】

文蛤　呈扇形或圆形，背缘略呈三角形，腹缘呈圆弧形，长约 3～10cm，高 2～8cm，壳顶突出，位于背面，稍靠前方。壳外面光滑，黄褐色，同心生长纹清晰，通常在背面部有锯齿状或波纹状褐色花纹。壳内面白色，边缘无齿纹，前后壳缘有时略带紫色，铰合部较宽，右壳有主齿 3 个和前侧齿 2 个。左壳有主齿 3 个和前侧齿 1 个。质坚硬，断面有层纹。气微，味淡。

青蛤　呈类圆形,长 3.5～5.6cm,高与长几乎相等,宽约 2.5～3.5cm,顶壳突出,位于背侧近中部。壳外面淡黄色至棕红色,同心生长纹凸出壳面略呈环肋状,壳顶突出,位于背侧近中部,歪外一方。壳内面白色至淡红色,边缘常带紫色并有整齐的小齿纹,铰合部左右两壳均具主齿 3 个,无侧齿,质地细腻,薄而脆,断面厚约 0.5～1.5mm,不明显,气微,味淡。

【饮片鉴别要点】

蛤壳　呈不规则的碎片,碎片外面黄褐色至棕红色,可见同心生长纹。内面白色,质坚硬。断面有层纹,气微,味淡。

煅蛤壳　规则碎片或粗粉。灰白色,碎片外面可见同心生长纹。光泽消失,质酥脆,断面有层纹。无臭,味微咸,有涩味。

【拓展阅读——关于蛤粉的日常功用】

蛤粉,为中药饮片之炮制辅料,又称谓蛤蜊粉,系海蛤、文蛤和蛤蜊科动物四角蛤蜊 Mactra quadrangularis Deshayes 等的贝壳加工品,为灰白色粉末。其主要成分为氧化钙、碳酸钙等,性味咸寒,具有清热、利湿、化痰、软坚散结等功能,中医中药常用于炮制阿胶。

【拓展阅读——蛤壳常见非正品品种】

临床药用蛤壳,除《药典》收载品种:文蛤和青蛤外,目前在商品流通中,常见下列非正品品种。

帘蛤科动物紫斑文蛤 Meretrix prebechialis Lamrack 丽文蛤 Meretrix lusotia (Rumphius). 的贝壳。

蛤蜊科动物四角蛤蜊 Mactra quadrangulais Deshayes 的贝壳。

蚌科动物背瘤丽蚌 Lamprotula leaiGriffith et Pidgeon,角月丽蚌 Lamprotula cornuu mlunae (Heude),巴氏丽蚌 Lamprotula bazini(Heude),天津丽蚌 Lamprotula tientsi-nensis (Crosse&Debeaux)等的贝壳。

文蛤《本经》记载情况,参阅"文蛤"条内容。

【临床药师、临床医师注意事项】

现时各种蛤之壳,归为蛤壳为处方用名。

本文尚以孙本《本经》为解读本。

《中药材手册》载:"蛤壳,为帘科动物文蛤 Meretrix mertrix linnaeus 及青蛤 Cyclina sinensis (Gmelin)的贝壳,经火煅后碾为细粉(称蛤粉)。"(中国药品生物制品检定所《中药材手册》北京·人民卫生出版社;1959;688)。

医籍选论

蛤蜊粉专入肾,兼入肺、肝。即海内水蚌壳煅而为粉也。与江湖淡水蚌壳不同,功与牡蛎相似,但此止有敛涩化坚解热之力,故能消痰止嗽治肿。……文蛤背有紫斑纹,较此蛤蜊稍厚。性味主治颇近,但此性兼利水止渴除烦,并治血热崩中带下,总以取其寒咸涤饮之义耳。海蛤系海内烂壳,混杂沙泥,火煅为粉,亦属利水消肿止嗽之品,然总不类牡蛎功专收敛固脱解热为事也。

——清·黄宫绣《本草求真》

蛤粉,蛤蜊壳煅为粉,与牡蛎同功……牡蛎、蛤蜊、海蛤、文蛤,并出海中。大抵海物咸寒,功用略同。江湖蛤蚌,无咸水浸渍,但能清热利湿,不能软坚。文蛤,背有花纹,兼能除烦渴,利小便。

——清·汪昂《本草备要》

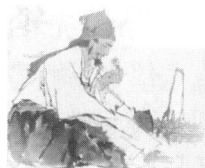

胡麻　Huma

【处方用名】黑芝麻——脂麻科 Pedaliaceae.

【经文】胡麻，味甘平。主伤中虚羸，补五内，益气力，长肌肉，填髓脑，久服，轻身不老。一名巨胜，叶名青蘘，生川泽。

本经要义

胡麻：《本经》言胡麻，未明确植物形态描述。但言一名巨胜，叶名青蘘。

关于胡麻植物考证

梁·陶弘景《本草经集注》在米食部药物项载："胡麻……一名巨胜。叶名青蘘。生上党（古地名，即今之山西长治市）川泽。八谷之中，惟此为良。淳黑者名巨胜。巨者，大也，是为大胜。本生大宛①，名胡麻。又茎方名巨胜，茎圆名胡麻。服食家当九蒸、九曝、熬、捣、饵之断谷，长生、充饥。虽易得，世中学者犹不能恒服，而况余药耶！

---

① 大宛：古代西域国名，今俄罗斯中亚费尔干纳盆地。居民从事农牧业。自张骞通西域后，与汉往来逐渐频繁。古西域称大宛国，称胡地。故张骞带回国内的农业种子称之为胡麻、葫芦巴、胡椒等。

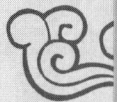

胡麻，味甘平。主伤中虚羸，补五内，益气力，长肌肉，填髓脑，久服，轻身不老。一名巨胜，叶名青蘘，生川泽。

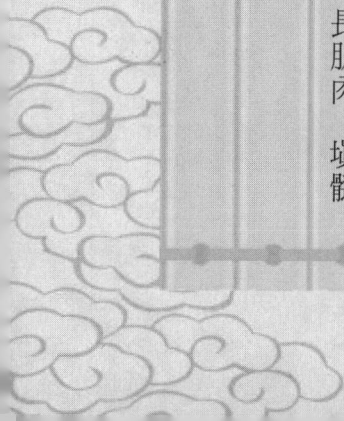

蒸不熟，令人发落，其性与茯苓相宜。世方用之甚少，惟时以合汤丸尔。麻油生榨者如此，若蒸炒正可供作食及燃耳，不入药用也。"

祝按：陶氏所言，一，胡麻即现今之黑芝麻。二，入药很少用之，可用于点灯照明。三，食用则要蒸和炒后榨油，与现今芝麻油的制作方法一致。四，临床入药多为其茎叶——青蘘。

宋·苏颂《图经本草》所载："胡麻，巨胜也，生上党川泽。青蘘，巨胜苗也，川中原川谷……"为胡麻科植物黑芝麻无疑。但所附药图"晋州胡麻"，不是胡麻科植物，应是唇形科植物。

经本草文献考证，目前国内各地以"胡麻"之名入药的有以下几种。

1. 亚麻科植物野亚麻 Linum stelleroides Planch. 的种子。处方用名：野亚麻子。养血润燥，祛风解毒。

2. 亚麻科植物亚麻 Linum usitatissimum L. 的种子。处方用名：亚麻子。润燥祛风。用于肠燥便秘，皮肤干燥瘙痒等。

3. 锦葵科植物苘 Abutilon theophrasti Medicus. 的种子。处方用名：苘麻子。清热解毒，利湿退翳。用于赤白痢疾，淋病涩痛，痈肿目翳等。

4. 桑科植物大麻 Cannabis sativa L. 的种子。处方用名：火麻仁。润肠通便，通淋，活血，去皮皯等。

5. 胡麻科植物芝麻 Sesamum indicum L. 的别名。处方用名：黑芝麻。补益肝肾，益精血，润肠，乌须发等。

6. 唇形科植物野芝麻 Lamium album L. 的种子。处方用名：野芝麻。全草入药。活血散瘀，调经止痛，消积，利湿等。古代本草文献所载之"白花益母草"即为本品。《中国高等植物图鉴》和《中国植物志》曾将本品之学名误订为 Lamium barbatum sieb. et Zucc.

祝按：《图经本草》所言之亚麻，系唇形科植物大花益母草 Leomurus macranthus Maxin.

明·李时珍《本草纲目》："胡麻，汉使张骞始自大宛得油麻种来，胡名胡麻，以别中国大麻也。寇宗奭衍义，亦据此释胡麻，故今并入油麻焉。巨胜即胡麻之角巨如方胜①者，非二物也……胡麻即脂麻也。有迟、早二种，黑、白、赤三色，其茎皆方。秋开白花，亦有带紫艳者。节节结角（芝麻开花节节高），长者寸许。有四棱、六棱者，房小而子少；七棱、八棱，房大而子多，皆随土地肥瘠而然。"李时珍又言："胡麻取油以白者为胜。服食以黑者为良。"

综上所述：《本经》言胡麻，即现今胡麻科植物脂麻（芝麻）Sesamum indicaum L. 的成熟种子。其叶名青蘘。

伤中虚羸："伤中"，指中焦脾胃。脾胃受损则影响受纳，使身体羸瘦。

补五内：又名五中、五脏。接上文"伤中虚羸，致五脏虚损"。补五内，即补五脏。中医五脏，指心、肝、脾、肺、肾。脏，指胸腹腔中那些内部组织充实，并有贮存和分泌、制造精气功能的脏器。《黄帝内经素问》卷三·五脏别论第十一："所谓五脏者，藏精气而不泻也，故满而不能实。"《黄帝内经灵枢》卷七·本脏第四十七："五脏者，所以藏精神血气魂魄者也。"

益气力："益气"，即补气。详见青蘘"本经要义"益气项解。可互参。

长肌肉，填髓脑：详见青蘘"本经要义"补脑髓，坚筋骨项解。可互参。

久服轻身不老：应为久服，轻身耐老解。详见青蘘可互参。

药物解读

《中华人民共和国药典》2015 年版一部收载：黑芝麻，为脂麻科植物脂麻 Sesamum indicum L. 的干燥成熟种子。

【性味归经】性平，味甘。归肝、肾、大肠经。

【功能主治】补肝肾，益精血，润肠燥。用于精血亏虚，头晕眼花，耳鸣耳聋，须发早白，病后脱发，肠燥便秘。

---

① 方胜：指方形的彩胜。古代妇女的装饰物，以彩绸等做之，由两个斜方形部分迭合而成。

【药材（饮片）鉴别要点】

黑芝麻呈扁卵圆形，长约 3mm，宽约 2mm。表面黑色，平滑或有网状皱纹。尖端有棕色点状种脐。种皮薄，子叶二，白色，富油性。气微，味甘，有油香气。

【临床药师、临床医师注意事项】

脂麻（芝麻）有黑白二种，以色黑者入药为优，即黑芝麻。白色者炒熟榨油，名麻油或香油，可作膏药基质、解毒剂、润肠剂等而入药。

黑芝麻，又名胡麻仁、巨胜子。但作胡麻仁、巨胜子者有多种，分属于不同科属植物，临床功用各异，不可混淆，注意鉴别。

医籍选论

脂麻仁……黑色者良（酒蒸晒），脂麻气平，禀天秋凉之金气，入手太阴肺经。味甘无毒，得地中正之土味，入足太阴脾经。八谷之仁，兼入手少阴心经。气味升多于降，阳也。

阴者，中之守也，伤中者，阴血伤也。肺为津液化源，脾统血。心主血，脂麻入脾肺心，甘平益血，所以主伤中也。脾主肌肉，脾燥则虚瘦。味甘润脾，故主虚羸。内为阴、外为阳，五内，五脏之内，藏阴之所也。脂麻滋润，故补五内。阴虚则馁，五脏既补，气力自充，脾主肌肉，味甘润脾，肌肉自长。髓与脑，皆阴气所化也。甘平益阴，阴长髓脑自填。久服味甘益脾，脾血润，故不老。气平益肺，肺气充，故身轻也。

——清·叶天士《本草经解》

胡麻，补肝肾，润五脏，清肠。即芝麻，一名巨胜子，种出大宛，故曰胡麻。甘平。补肺气、益肝肾，润五脏，填精髓，坚筋骨，明耳目，耐饥渴（可以辟谷，但滑肠，与白术并用为胜），乌髭发，利大小肠，逐风湿气（刘河间曰：麻木谷而治风。又云：治风先治血，血活则风散，胡麻入肝益血，故风药中不可阙也。郑奠一用鳖虱胡麻，佐苦参、蒺藜，治大疯疥癞，屡有愈者），凉血解毒。生嚼敷小儿头疮。皮肉俱黑者良。

——清·汪昂《本草备要》

巨胜一名胡麻，一名狗虱。本出胡地，故名胡麻。巨，大也。本生胡地大宛，故又名巨胜，八谷之中，唯此为良。寇宗曰：胡麻正是今之大脂麻，独胡地所产者肥大，因名胡麻，又名巨胜。

麻乃五谷之首，禀厥阴春生之气。夫五运始于木，而递相资生。主治伤中虚羸者，气味甘平，补中土也。补五内，益气力，所以治伤中也。长肌肉，填髓脑，所以治虚羸也。补五内，益气力之无形，长肌肉，填髓脑之有形，则内外充足，故久服轻身不老。

——清·张志聪《本草崇原》

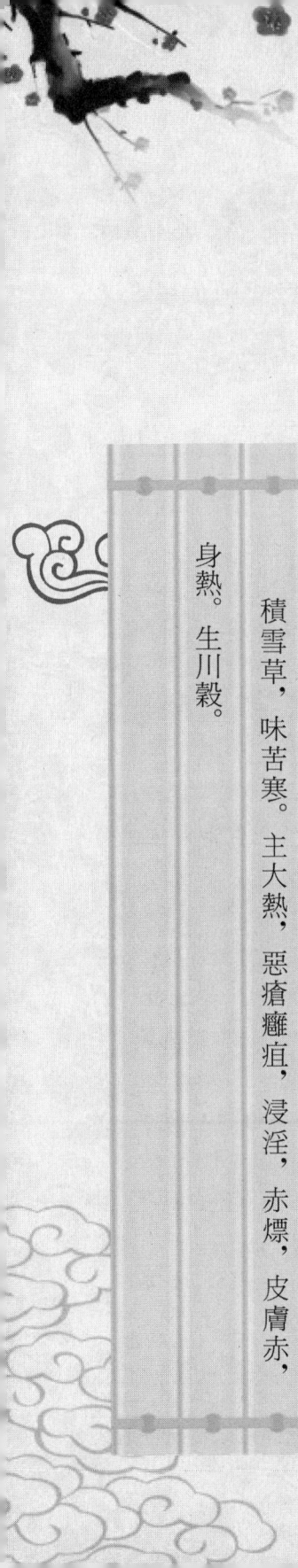

积雪草 Jixuecao

【处方用名】积雪草——伞形科 Umbelliferae.

【经文】积雪草,味苦寒。主大热,恶疮痈疽,浸淫,赤熛,皮肤赤,身热。生川谷。

本经要义

积雪草:曹元宇考证《本经》所载积雪草为伞形科天胡荽植物满天星 Hydrocotyle asiatica L. 的全草(曹元宇辑注《本草经》·上海科学技术出版社;1987:163)。《中华人民共和国药典》2015 年版一部收载,积雪草为伞形科积雪草属植物积雪草 Centella asiatica (L.)Urb. 的干燥全草。

祝按:古代文献所载和现代所用积雪草为伞形科天胡荽植物与伞形科积雪草属植物混用,应注意临床性效鉴别。

现代对积雪草的认识

积雪草为伞形科 Umbelliferae. 积雪草属 Centella. 植物积雪草 Centella asiatica (L.)Urb. 的全草干品或者鲜用。鲜品其临床疗效更佳。本品属多年生葡匐草本植物,其生命力极强,分布极广。原产于中国,目前世界上如斯里兰卡、印度、英国、荷兰、德国、法国、波兰等均在应用,多用于泌尿系统

积雪草,味苦寒。主大热,恶疮癰疽,浸淫,赤熛,皮膚赤,身熱。生川穀。

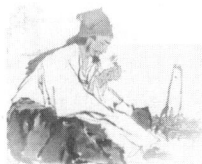

疾病。本品性寒，味苦，辛。归肝、脾、肾经。具有清热解毒、利湿散结、消肿等功效，多用于溃疡、红斑狼疮、跌打损伤、传染性肝炎等，尤其是对泌尿系统疾患，其临床疗效尤为突出，对泌尿系癌肿独具疗效。民间除药用外，广泛用于食用，如代茶饮。

积雪草品种溯源

本草文献记载：积雪草性寒，味苦辛。归脾、肺、肾、膀胱经。药用历史悠久，有2000多年的药用史，其功能主治：清热解毒，利尿通淋，散结消肿，活血，止血等；对于发热、肠炎、咽喉肿痛、痢疾、湿热黄疸、水肿、淋证、尿血、衄血、痛经、崩漏、瘰疬、疔疮肿毒、跌打肿痛、内外伤出血等均有一定疗效。

《神农本草经》载：积雪草，性寒，味苦。主治大热，恶疮痈疽，浸淫赤熛，皮肤赤，身热。

祝按：未作植物形态描述。

梁·陶弘景《本草经集注》：积雪草，味苦寒，无毒。主治大热，恶疮，痈疽，浸淫赤熛，皮肤赤，身热。生荆州川谷。方药亦不用，想此草当寒冷尔。

祝按：未有植物形态描述，难以辨别药物品种。

唐·苏敬《新修本草》：积雪草……此草，叶圆如钱大，茎细劲，蔓延生溪涧侧，捣傅热肿丹毒，不入药用。荆楚人以叶如钱，谓为地钱草，《徐仪药图》名连钱草，生处亦稀。

祝按："叶圆如钱大，茎细劲，蔓生……"指伞形科植物积雪草 Centalla asiatica(L.) Urban. 唇形科 Labiatae. 活血丹属 Glechoma 植物连钱草 Glechoma longituba (Nakai)Kupr. 李时珍又称金钱薄荷，两种药物在未开花期间极易混淆。

唐·陈藏器《本草拾遗》：积雪草，东人呼为连钱，生阴处，蔓延地，叶如钱，主暴热，小儿丹毒寒热，腹内热结，捣绞汁服子。

祝按：就此文字，很难确定是伞形科植物积雪草，从功效和叶形上判断，拟定是唇形科植物连钱草。

宋·苏颂《图经本草》：积雪草，生荆州川谷，今处处有之，叶圆如钱大，茎细而劲，蔓生溪间之侧，荆楚人以叶如钱，谓之地钱草……段成式《酉阳杂俎》云：地钱叶圆茎细，有蔓，一曰积雪草，一曰连钱草……

祝按：从附图来看，不是伞形科植物，而疑为唇形科植物连钱草。

宋·寇宗奭《本草衍义》：积雪草，今南方多有，生阴湿地，不必荆楚。形如水荇而小，面亦光洁，微尖为异。今人谓之连钱草，盖取象也。叶叶各生，捣烂，贴一切热毒痈疽等，秋后收之，阴干为末，水调传。

祝按：从生境和形态描述应是唇形科植物，非伞形科植物，有的研究者判定为伞形科积雪草，是不严谨的。

明·李时珍《本草纲目》：按苏恭注薄荷云：一种蔓生，功用相似……地钱，阴草也。生荆、楚、江、闽、浙间，多在宫院寺庙砖砌间，叶圆似钱，引蔓铺地，香如细辛，不见开花也。

祝按：应是伞形科积雪草属植物积雪草。

大热：即高烧，高热。

恶创："创"通"瘡""疮"。有两个意思。

第一是指伤口，外伤。《玉篇·疒部》："瘡，瘡痍也。古作創。"《广韵·阳韻》："創，《说文》曰：'伤也'。《礼》曰：'头有創则沐。'今作瘡。"《金匮要略》卷中·疮痈肠痈浸淫病脉证并治第十八："若身有疮，被刀斧所伤，亡血故也。病金疮，王不留行散主之。"

第二是指溃疡，疮疡。《集韵·瘡韻》："瘡，痬也。"《黄帝内经素问》卷二十二·至真要大论篇第七十四："发热耳聋目暝，甚则胕肿血溢，疮疡咳喘。"《神农本草经》禽上品·丹雄鸡："鸡子主除热，火疮痫痉，可作虎魄，神物。""恶疮"，凡疮疡表现为焮肿痛痒，溃烂后浸淫不休，经久不愈者，统称为恶瘡（疮）。皆由风热挟湿毒之邪气所致。

痈疽："痈"，古病名，指疮面浅疮面大者为痈，多由外感六淫，过食膏粱厚味，外伤感染等，导致营卫不和，邪热壅聚，气血凝滞而成。因发病部位不同分为内痈、外痈两类。其临床症状均有肿胀、焮热、疼痛及化脓等症候，属急性化脓性疾病。内痈，指发于脏腑或胸腔内的痈肿，因发病部位不同而命名各异，如肝痈、肠痈、肺痈、胃脘痈等。外痈，指发于体表部位的痈。以局部红肿热痛，境界分明，易消，易成脓，易溃，易敛；可伴有身热，口渴，苔黄，脉数等实热证候。相当于蜂窝组织炎，急性脓肿等。

"疽"，指疮面深而恶者为疽，是气血为毒邪所阻滞，发于肌肉筋骨之间的疮肿。

"痈疽"即疮疡病证。凡肿疡表现红肿高起，焮热疼痛，周围界限清楚，在未成脓之前无疮头而易消散，已成脓易溃破，溃后脓液稠黏，疮口易敛收，均称为"痈"；凡疮疡表现为漫肿平塌，皮色不变，不热少痛，未成脓难消，已成脓难溃，脓液清稀，破后难敛者，均称为"疽"。

关于痈疽的古文献论述

《黄帝内经灵枢》卷十二·痈疽篇第八十一："余已知血气之平与不平，未知痈疽之所从生……黄帝曰：愿尽闻痈疽之形，与忌日名。岐伯曰：痈出于嗌中，名曰猛疽……"

《诸病源候论》三十二卷·痈疽病诸候·痈候："痈者，由六腑不和所生也。六腑主表，行气经络而泛，若喜怒不测，饮食不节，阴阳不调，则六腑不和，营卫虚者，腠理则开，寒客于经络之间，经络为寒所折，则荣卫稽留于脉，荣者血也，卫者气也，营血得寒则涩而不行，卫气从之，与寒相搏，亦壅遏不通。气者阳也，阳气蕴积，则生于热，寒热不散，故聚积成痈。"

《诸病源候论》第三十二卷·痈疽病诸候·疽候："疽者，五脏不调所生也。五脏主里，气行经络而沉。若喜怒不测，饮食不节，阴阳不和，则五脏不调。荣卫虚者，腠理则开，寒客于经络之间，经络为寒所折，则荣卫稽留于脉，荣者血也，卫者气也，荣血得寒则涩而不行，卫气从之，与寒相搏，亦壅遏不通，气者阳也，阳气蕴稽，则生于热，寒热不散，故积聚成疽。"

浸淫：中医古病名，即浸淫疮。

"浸"：一是表"渐进"。《广韵·侵部》："浸，浸淫也。"《集韵·侵韵》：

"浸，浸淫，渐渍。"二是古代的一种眼病。《释名·释疾病》："目生肤入眸子曰浸。浸，侵也，言侵明也，亦言浸淫转大也。"毕沅疏证："浸，近字也，当借濅[①]为之。"

"淫"：一是表浸淫，浸渍。《说文·水部》："淫，侵淫随理也。"《释名·释言语》："淫，浸也，浸淫旁入之言也。"二是表"渐进貌，蔓延"。《管子·内业》："正形摄德，天仁地义，则淫然而自至。"尹知章注："淫，进貌也。"

浸淫疮，出自《金匮要略》卷中·疮痈肠痈浸淫病脉证并治第十八："浸淫疮，从口流问四支者可治；从四支流来入口者，不可治。浸淫疮，黄连粉主之。"浸淫疮，多由心火脾湿，凝滞不散，夏感风邪，邪于肌肤而致。初起形如粟米，瘙痒不止，搔破流黄水，蔓延迅速，浸淫成片，甚者身热；近似急性湿疹（包括传染性湿疹样皮炎）。治宜祛风胜湿，清热凉血。内服升麻清毒饮或消风散。外用青黛散或黄连粉（《金匮要略》：黄连单味治之）、三石散外敷等。

赤熛：古病名，即丹毒一类疾病。"熛"，读 biao，指火星迸飞，也指迸飞的火焰。

熛疮：指小儿因风热毒邪侵入皮肤所致，初生如火烧汤熨，作疮而起，继之破溃，漂浆流出，延及周身，疼痛难忍的病证。

皮肤赤，身热：因大热（高热）而致皮肤潮红。

药物解读

《中华人民共和国药典》2015 年版一部收载：积雪草，为伞形科植物积雪草 Centella asiatica（L.）Urb. 的干燥全草。

【性味归经】性寒，味苦、辛。归肝、脾、肾经。

【功能主治】清热利湿，解毒消肿。用于湿热黄疸，中暑腹泻，石淋血淋，痈肿疮毒，跌仆损伤。

【药材（饮片）鉴别要点】

药材鉴别　药材常卷缩成团状。根圆柱形，表面浅黄色至灰黄色。茎纤细长而弯曲，黄棕色，有细纵皱纹，节上常着生须状根。叶片多皱缩，破碎，完整者展平后（冷水浸泡）呈近圆形或肾形，直径 1～4mm，叶片灰绿色，

---

① 濅：浸的古体字，濅即浸。

边缘有粗钝齿，叶柄长约 3～6cm，扭曲。伞形花序腋生，短小，双悬果扁圆形，有明显隆起的纵棱及细网纹，果梗极短，气微，味淡。

饮片鉴别　饮片呈不规则的小段。茎、叶混合，灰绿色至灰黄色，茎纤细，黄棕色，有细纵皱纹，可见节，节上常着生须状根。叶片多皱缩、破碎，冷水浸泡完整叶展平后呈近圆形或肾形，灰绿色，边缘有粗钝齿，伞形花序短小，双悬果扁圆形，有明显隆起的纵棱及细网纹。气微，味淡。

【拓展阅读——历代文献所记载积雪草的三种情况】

历代文献所记载积雪草有三种情况。

1. 伞形科天胡荽植物满天星 Hydrocotyle asiatica L.

2. 伞形科积雪草植物积雪草 Centella asiatica (L.)Urb.

3. 唇形科活血丹属植物连钱草 Glechoma longituba (Nakai)Kupr.

【拓展阅读——伞形科积雪草在现代临床上的应用情况】

1. 积雪草及其相关制剂用于皮肤烧伤的治疗，止痛效果快，疮面渗出少，愈合周期短，瘢痕形成率低。（崔文华等，积雪草治疗烧伤的止痛，防瘢痕疗效观察[J]·中国临床康复，2002,6(6):839）

2. 积雪草用于中药配伍在临床上可治疗慢性肾衰竭具有一定的疗效。（代百动等，积雪草的研究现状[J]·上海医药;2008,19(2):88-91）

3. 中成药"三金片"（以积雪草为主要成分)治疗泌尿系统感染，在病菌清除率、治疗有效率、耐药性等方面均有一定的优势。（辛朝生等，中成药三金片治疗尿路感染的疗效分析[J]·中国社区医师，2011;13(1):106—107）

4. 积雪草广泛用于感冒、慢性支气管炎、乙型脑炎、流行性腮腺炎、急性黄疸型肝炎、消化道霉菌等疾病的治疗。（杨宗正·积雪草的临床应用[J]·江苏中医药，1985;(4):40-41）

医籍选论

此草，叶圆如钱大，茎细劲，蔓延生溪涧侧，捣傅（敷）热肿丹毒。

——唐·苏敬《新修本草》

连钱草（积雪草）……能治瘰疬、鼠漏，寒热时节来往。

——唐·甄权《药性论》

马蹄草（积雪草），味苦，性寒……治虚劳发热，午后怕冷，夜间作热，天明自汗身凉,神气短少,头晕心慌耳鸣。

——明·兰茂《滇南本草》

积雪草……数枚煎水,清晨服之,能祛百病者,此盖阳强气壮,藉此清寒之品,以除浮热,故有功效,虚寒者恐不宜尔。

——清·吴其濬《植物名实图考》

积雪草性味苦、辛,寒。归肝、脾、肾经。具有清热利湿,活血止血,解毒消肿。用于发热,咳喘,咽喉肿痛,肠炎,痢疾,湿热黄疸,水肿,淋证,尿血,衄血,痛经,崩漏,丹毒,瘰疬,疔疮肿毒,带状疱疹,跌打损伤,外伤出血,蛇虫咬伤等。

——叶定江·原思通《中药炮制学辞典》

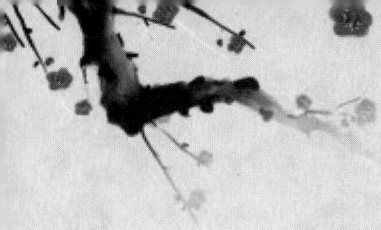

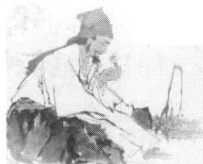

蒺藜子　Jilizi

【处方用名】蒺藜——蒺藜科 Zygophyllaceae.

【经文】蒺藜子，味苦温。主恶血，破癥结积聚，喉痹，乳难。久服，长肌肉，明目轻身。一名旁通，一名屈人，一名止行，一名豺羽，一名升推。生平泽，或道旁。

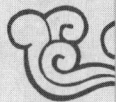

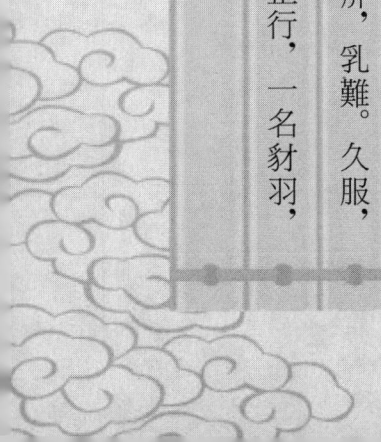

本经要义

蒺藜：又名刺蒺藜、蒺藜子、白蒺藜等。李时珍："蒺，疾也；藜，利也；茨，刺也。其刺伤人，甚疾而利也。""蒺藜叶如初生皂荚叶，整齐可爱。刺蒺藜状如赤根菜子及细菱，三角四刺，实有仁。"

经文献考证，古今所用蒺藜为蒺藜科植物蒺藜 Tribulus terrestris L. 的果实。别名：白蒺藜。而本草文献载豆科植物沙苑子 Astragalus camolanatiu R. Br. 的果实亦叫白蒺藜、童蒺藜。其性味，功效迥别。

古代本草文献对蒺藜（白蒺藜）的记载

《神农本草经》将蒺藜列为上品，据《尔雅》："茨，蒺藜。"郭注云："子有三角，刺人。"

祝按：应是现今刺蒺藜无疑。

蒺藜子，味苦温。主恶血，破癥结积聚，喉痹，乳难。久服，长肌肉，明目轻身。一名旁通，一名屈人，一名止行，一名豺羽，一名升推。生平泽，或道旁。

五代·吴越日华子《日华子本草》："蒺藜，治贲豘①肾气，肺气胸膈满，催生并堕胎，益精，疗肿毒及水脏冷，小便多，止遗沥，泄精，溺血。入药不计丸散，并炒去刺用。"

祝按：言"炒去刺用"指刺蒺藜。

唐·甄权《药性论》："白蒺藜子，君，味甘，有小毒。治诸风，瘑痒，破宿血，疗吐脓，主难产，去躁热，不入汤用。"

明·张景岳《本草正》："味苦，微辛、微甘、微凉。能破癥瘕结聚，止遗溺，泄精，疗肺痿，肺痈，翳膜目赤，除喉痹，癣疥痔，瘰疬风，通身湿烂，恶疮乳岩，带下俱宜。催生止烦，亦用凉血养血。亦善补阴。用补宜炒熟去刺，用凉宜连刺生捣，去风解毒，白者最良。"（明·张介宾《景岳全书》，上海：上海科学技术出版社，1959：920-921）。

清·张璐《本经逢原》："白蒺藜，苦辛温，无毒。酒浸焙焦，去刺研用……性升而散，入肝肾经，为治风明目要药。风入少阴、厥阴经者，为响导。目病，为风木之邪，风盛则目病，风去则目明矣。《本经》专破恶血积聚，治喉痹，乳难，以苦能泄，温能宣，辛能润也。此言刺蒺藜之功用耳，久服长肌肉，明目，轻身，以其入肾益精气也。此则专主沙苑蒺藜而言。"（清·张璐《本经逢原》，赵小青，裴晓峰校注，北京：中国中医药出版社，1996：94）

清·黄宫绣《本草求真》："白蒺藜，质轻色白，辛苦微温……凡因风盛而见目赤肿翳，并遍身白癜瘙痒难当者，服此治无不效。且此味辛兼苦。则凡癥瘕结聚，喉痹乳痈，暨胎产不下，服此力能破郁宣结……故服凉剂。则宜连刺。生捣，用补剂则宜去刺。酒拌蒸。"

清·黄钰《本草便读》："白蒺藜，善行善破，专入肺、肝，宣肺之滞，疏肝之瘀，故能治风痹目疾，乳痈积聚等症。温苦辛散之品，以祛逐为用，无补药之功也。"

宋·寇宗奭《本草衍义》："蒺藜有两等：一等杜蒺藜，即今之道旁布地而生，或生墙上，有小黄花，结芒刺，此正是墙有茨者……又一种白蒺藜，出同州沙苑牧马处。黄紫花，作荚，结子如羊内肾。补肾药，今人多用。风家惟用刺蒺藜。"

---

① 贲豘："贲"，ben 音奔。指膈膜。《黄帝内经·灵枢》卷七·本藏第四十七："肺下则居贲迫肺，善胁下痛。""豘"，通"豚""豘"。《广韵·魂韵》："豘"同"豚"。指小猪，亦泛指猪。

祝按：从以上文献可看出，所述白蒺藜即刺蒺藜。寇宗奭所言：又一种"白蒺藜"，具补肾之功，应为豆科植物沙苑子，又称谓潼蒺藜。

明·李时珍《本草纲目》："蒺藜叶如初生皂荚叶，整齐可爱。刺蒺藜状如赤根菜子及细菱，三角四刺，实有仁。其白蒺藜结荚长寸许，内子大如脂麻，状如羊肾而带绿色，今人谓之沙苑蒺藜。以此区别。"

祝按：蒺藜、白蒺藜，古人均有同名异物现象，正如寇宗奭所言：具有补肾之功用者，当用沙蒺藜；风家用药当为刺蒺藜。**在阅读古代文献时，凡所言白蒺藜时，如何判定是蒺藜科植物蒺藜还是豆科植物沙苑子(白蒺藜)，应视汤方之主治病证来确定："滋补肝肾"则为豆科植物沙苑子；"疏散风热"则为蒺藜科植物刺蒺藜。**

味苦温：蒺藜，《本经》言：性温，味苦。全国统编教材《临床中药学》言：性微寒，味苦、辛。《中华人民共和国药典》言：性微温，味辛、苦，有小毒。差别较大。

恶血：又叫"败血""衃血"（即凝固呈紫黑色的败血），瘀血的一种，是指溢于经脉外，积存于组织间隙的坏死血液。《黄帝内经灵枢》卷五·杂病第二十六："衄而不止，衃血流，取足太阳。衃血，取手太阳。"

癥结积聚：即"癥瘕积聚"。癥瘕和积聚都是腹内积块或胀或痛的一种病证。癥和积是有形的，而且固定不移，痛有定处，病在脏，属血分；瘕和聚是无形的，聚散无常，痛无定处，病在腑，属气分。积聚，中焦病变多见；癥瘕，下焦病变及内科疾患为多，因而有不同的名称。

《金匮要略》卷上·疟病脉证并治第四："病疟，以月一日发，当以十五日愈；设不差，当月尽解；如其不差，当云何？师曰：此结为癥瘕，名曰疟母，急治之，宜鳖甲煎丸。"

《诸病源候论》卷十九·积聚病诸候·癥候："癥者，由寒湿失节致府藏之气虚弱，而食饮不消，聚结在内染，渐生长块段，盘牢不移动者，是癥也。"

《诸病源候论》卷十九·积聚病诸候·癥瘕候："癥瘕者，皆由寒温不调，饮食不化，与藏气相搏结所生也。其病不动者，直名为癥。若病虽有结痕而可推移者,名为癥瘕。瘕者假也,谓虚假可动也。"

《诸病源候论》卷十九·积聚病诸候·积聚候:"积聚者,由阴阳不和,府藏虚弱,受于风邪,搏于府藏之气所为也。府者阳也,藏者阴也。阳浮而动,阴沉而伏。积者阴气,五藏所生,始发不离其部,故上下有所穷。已聚者阳气六府成,故无根本,上下无所留止,其痛无有常处。诸藏受邪,初未能为积聚,留滞不去,乃成积聚"。

喉痹:又作"喉闭"。闭塞不通之意,是咽喉局部气血瘀滞痹阻的病理变化。凡咽喉肿痛诸病,感到阻塞不利,舌咽不爽,甚至舌咽困难,均属喉痹范围,亦即咽喉肿痛病证的统称。

《黄帝内经素问》卷二·阴阳别论篇第七:"一阴一阳结谓之喉痹。"《诸病源候论》卷三十·喉心胸病诸候·喉痹候:"喉痹者,喉里肿塞痹痛,水浆不得入也。入阴阳之气,出于肺,循喉咙而上下也。风毒容于喉间,气结蕴积而生热,致喉肿塞而痹痛。脉沉者为阴,浮者为阳。若右手关上脉,阴阳俱实者,是喉痹之喉也。"

乳难:"乳"指生子。"乳难",指妇人难产。又指孕妇整个生子(分娩)过程。

《说文》:"乳,人及鸟生曰乳,兽曰产。从孚,从乙。乙者,玄鸟也。《明堂》《月令》:'玄鸟至之日,祠于高禖,以请之。'故乳从乙。请子必以乙至之日者,乙春分来,秋分去,开生之候鸟,帝少昊司分之官也。"段玉裁注:"此说从孚、乙会意之恉。孚者,卵即孚也。乙者,请子之候鸟也。"

《广雅·释诂一》:"乳,生也。"

《汉书·赵皇后传》:"(许美人)元延二年怀子,其十一月乳。"

《礼记·月令》:"雁北乡,鹊始巢,雉雊鸡乳。"

《史记·扁鹊仓公列传》:"菑川王美人怀子而不乳。"司马贞索隐:"乳,生也。"

药物解读

《中华人民共和国药典》2015 年版一部收载:蒺藜,为蒺藜科植物蒺藜 **Tribulus terrestris L.** 的干燥成熟果实。

【性味归经】性微温,味辛、苦。有小毒。归肝经。

【功能主治】平肝解郁,活血祛风,明目,止痒。用于头痛眩晕,胸胁胀痛,乳闭乳痈,目赤翳障,风疹瘙痒。

【药材（饮片）鉴别要点】

蒺藜由 5 个分果瓣组成,呈放射状排列,直径 7～12mm。常裂为单一的分果瓣,分果瓣呈斧状,长约 6mm,背部黄绿色,隆起,有纵棱和多数小硬刺,并有对称的长刺和短刺各一对,两侧面粗糙,有网纹,灰白色,质坚硬。气微,味苦、辛。

【拓展阅读——中药一字之差辨异同】

刺蒺藜与沙苑蒺藜,药名相近而易混,共有别名:"白蒺藜"。然,刺蒺藜性平,味辛,独入肝经,长于平肝疏风,同时又疏风而明目之要药以治上;沙蒺藜性温,味甘,主入肝、肾二经,长于补肾而固精,为补肝肾明目之要药而治下。

刺蒺藜辛散苦泄为主,善破癥结,下乳,治难产,祛风止痒;沙蒺藜性收,善止遗精溺与妇女白带等。

【拓展阅读——不同炮制药品的临床功用】

生刺蒺藜　刺蒺藜生用平肝疏风,用于治疗头痛、眩晕。

清炒蒺藜　清炒蒺藜长于活血祛风,用于目赤肿痛。

盐水炒蒺藜　盐水炒蒺藜,既可平肝解郁,又可补肝益肾而明目,用于肝阳上亢之高血压病,头目眩晕等。

【临床药师、临床医师注意事项】

蒺藜有刺蒺藜与沙苑蒺藜,两种蒺藜均有同一别称:白蒺藜。在阅读代文献对要注意鉴别。

医籍选论

蒺藜子坚劲有刺,禀阳明之金气,气味苦温,则属于火。《经》云:两火合并,故为阳明,是阳明禀火气而属金也。金能平木,故主治肝木所瘀之恶血,破肠胃郊郭之症瘕积聚,阴阳交结之喉痹,阳明胃土之乳难,皆以其禀锐利之质而攻伐之力也。久服则阳明土气盛,故长肌肉。金水相生,故明目。长肌肉,故轻身。其沙苑蒺藜一种,生于沙地,形如羊肾,主补肾益精,治腰痛虚损,小便遗沥。所以然者,味甘带腥,禀阳明土金之气,土生金而金生水也。

——清·张志聪《本草崇原》

蒺藜味苦,疗疮瘙痒。白癜头疮,翳除目朗。

——清·陈修园《药性歌括400味》

白蒺藜,主恶血者,心主血,肝藏血,温能行,苦能泄也,癥者有形可征也,有形之积聚,皆成于血,白蒺藜能破之者,以入心肝而有苦温气味也。痹者闭也,喉痹,火结于喉而闭塞不通。温能散火,苦可去结,故主喉痹。乳难,乳汁不通也,乳房属肝;气温达肝,其乳自通。

白蒺藜一名旱草,秉火气而生,形如火而有刺,久服心火独明,火能生土,则饮食倍而肌肉长。肝木条畅,肝开窍于目,故目明。木火通明,元阳舒畅,所以身轻也。

——清·叶天士《本草经解》

祝按:乳难,叶氏解读为乳汁不通,不妥。此处乳难应解读为"难产"。

蒺藜子,平补肝肾,苦温补肾,辛温泻肺气而散肝风,益精明目①。治虚劳腰痛,遗精带下,咳逆肺痿,乳闭症瘕,痔漏阴㿉②,肾、肝、肺三经之病,催生堕胎。刺蒺藜主恶血,故能破症下胎。

沙苑蒺藜,绿色似肾,故补肾。炒用,亦可代茶。

刺蒺藜,三角有刺。去刺,酒拌蒸,风家宜刺蒺藜,补肾则沙苑者为优。余功略同。

——清·汪昂《本草备要》

祝按:汪氏所言蒺藜子,实际包含刺蒺藜和沙苑蒺藜。临床中应注意鉴别:补肾用沙苑蒺藜,活血、行瘀与风家用药应为刺蒺藜。

---

① 明目:肝以散为补,凡补肝药,皆能明目。

② 㿉:音颓。

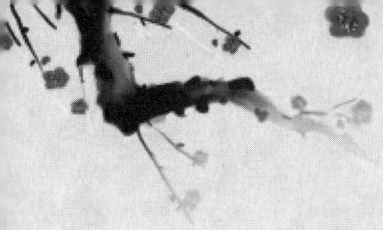

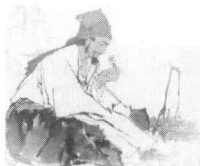

兰草 Lancao

【处方用名】佩兰——菊科 Compositae.

【经文】兰草,味辛平。主利水道,杀蛊毒。辟不详。久服益气、轻身、不老。通神明。一名水香。生池泽。

本经要义

兰草:梁·陶弘景《本草经集注》:"兰草,味辛,平。无毒。主利水道,杀蛊毒。辟不详。除胸中痰癖。久服益气,轻身,不老,通神明。一名水香。生太吴①池泽,四月、五月采。"无植物形态描述,亦不知何物。

兰草品种溯源

唐·陈藏器《本草拾遗》:"兰草,兰草与泽兰,二物同名。陶公竟不能知,苏亦强有分别。按兰草本功外,主恶气,香泽可作膏涂发。生泽畔,叶光润,阴小紫②,五月六月采阴干,妇人和油泽头,故云兰泽,李云都梁③是也,苏注兰草云:八月花白,人多种与庭池,此即泽兰,非兰草也。泽兰叶尖,微有毛,不光润,方茎紫节。初采微辛,干亦辛,人产后补虚用之,已别出中品之下。苏乃将泽兰注于兰草之中,殊误也。"

---

① 太吴:古代泛指江东吴国之地。

② 阴小紫:即叶的背面微紫色,阴为叶的背面。

③ 都梁:地名。汉代置县。县西有小山,名都梁山,故地在今湖南武冈县东北。

蘭草,味辛平。主利水道,殺蠱毒。辟不詳。久服益氣、輕身、不老。通神明。一名水香。生池澤。

祝按：陈氏所言兰草，非兰科植物兰草，而是菊科植物兰草，即现今之佩兰，并详述了唇形科植物泽兰的鉴别要点，并指出苏颂将唇形科泽兰注于兰草是错误的。

宋·苏颂《图经本草》在泽兰条云：泽兰，生汝南诸泽傍……根紫黑色，如粟根，二月生苗，高二、三尺，茎杆青紫色，作四棱。叶对生，如薄荷，微香。七月开花，带紫白色，萼通紫色，亦似薄荷。三月采苗，阴干，荆湖岭南人家多种之。寿州出者无花子，此与兰草大抵相类，但兰草生不傍，叶光润，阴小紫，五、六月盛。而泽兰生水中及下湿地，叶尖，微有毛，不光润，方茎紫节，七月、八月初采，微辛，此为异耳。

祝按：苏氏将兰草置入泽兰中叙述，并指出泽兰与兰草的主要区别点：茎方、叶对、似薄荷、微香等，肯定是唇形科植物泽兰无疑。而叶光润，阴小紫，五六月盛。北人呼为紫菊，以其花似菊也。很明显，此为菊科植物兰草无疑。

五代·韩保昇《蜀本草》在兰草条："叶似马兰，故名兰草，俗呼为鷰尾①香，时人皆煮水以浴疗风，故又名香水兰。"

明·李时珍《本草纲目》："兰草，叶似马兰，故名兰草，其叶有歧，俗呼燕尾香。时人煮水以浴，疗风，故又名香水兰②。""兰草，泽兰一类二种也。俱生水旁湿处，二月宿根生苗成丛，紫茎素枝，赤节绿叶，叶对节生，有细齿。但以茎圆节长，而叶光有歧者，为兰草（佩兰）。茎微方，节短而叶有毛者，为泽兰。嫩时并可挼③而佩之，八九月后渐老，高者三四尺，开花成穗，如鸡苏花，红白色，中有细子……"

祝按：李时珍详细描述了兰草（佩兰）与泽兰的主要区别点，并指出："近世所谓兰花，非古之兰草也。"

《黄帝内经·素问》卷十三·奇病论篇第四十七："肥者令人内热，甘者令人中满，故其气上溢，转为消渴。治之以兰，除陈气也。"

祝按：此处之"兰"，即指芳香化湿之兰草（佩兰）。

经本草文献考证，古代本草文献之兰草，为菊科植物兰草 Eupatorium fortunei Turcz. 的茎叶，即现今之佩兰。

---

① 鷰尾："鷰"通"燕"，鷰尾即燕尾，比喻佩兰叶的深裂形似燕子的尾巴而名。

② 香水兰：即菊科植物佩兰。

③ 挼：音 nuo 或 ruo，即用手搓揉。

水道：有两个含义。

一是，经穴名，属足阳明胃经。位于腹部正中线脐下 3 寸，旁开 2 寸处。主治小腹胀痛，小便不利，月经不调，尿路感染等。

二是，指整个泌尿系统，或指水液代谢通道。《黄帝内经·素问》卷三·灵兰秘典论篇第八："三焦者，决渎之官，水道出焉。"意思是说三焦的功能是使全身的水道通畅，所以把它比作管水道的官职。此处水道，即指水液代谢通道，佩兰有通利水道之功。

蛊毒："蠱"通"蛊"。也即蛊的繁写字。读 gu，会意字。

段玉裁注："蠱于饮食器中，会意。""蠱"通"虫"。指人体内寄生虫。

《说文·蠱部》："蠱，腹中蠱也。"段玉裁注：中蠱皆读去声……腹中蠱者，谓腹内中蠱食之毒也，自外而入，故曰中；自内而蚀，故曰蠱，此与蠱部腹中长虫，腹中短虫读异。另指古籍中一种人工培养的毒虫。

《周礼·秋官·庶氏》："庶氏掌除毒蠱。"郑玄注："毒蠱，蠱物而病害人者。"

《诸病源候论》卷二十四·注病诸候·蠱注候："蠱是聚蛇蠱之类，以器皿盛之，令其自相噉食，馀有一筒存者，为蠱也。"

"蛊毒"，即蛊毒。病名。《肘后备急方》卷七·治中蛊毒方第六十三："葛氏方疗蛊毒下血方……"《诸病源候论》卷二十五·蛊毒病诸候上凡九论·蛊毒候："凡蛊毒有数种，皆是变惑之气，人有故造作之，多取虫蛇之类，以器皿盛贮，任其自相噉食，唯有一物独在者，即谓之为蛊，便能变惑，随逐酒食，为人患祸。"巢氏将蛊毒分为蛊毒候、蛊吐血候、蛊下血候、氐羌毒候、猫鬼候、野道候、射工候、沙虱候、水毒候。

蛊毒病，多因感染变惑之气，或中蛊毒所致。症状复杂，变化不一，病情一般较重，蛊毒可见于一些危急病证，羌虫病、急慢性血吸虫病、重症肝炎、肝硬化、重症细菌性痢疾、阿米巴痢等病。

辟不详："辟"通"避"。

清·朱骏声《说文通训定声·解部》："辟，叚借为避。"

《左传·僖公二十八年》："微楚之惠不及此，退三舍辟之，所以报也。"

《汉书·武五子传》："时上疾，辟暑甘泉宫。""辟不详"，避免不好的现象发生，此处指秽气等一类邪气疾病。

久服轻身、**不老**，**通神明**：佩兰气味芳香，化湿运脾，具有升浮之功，故而有益气(肺气、脾气)之能,能清利头目,使人清爽,头脑清醒。故能通神明,"不老"应为"耐老"。

药物解读

《中华人民共和国药典》2015年版一部收载:佩兰,为菊科植物佩兰 Eupatorium fortunei Turcz. 的干燥地上部分。别名:兰草、香草、香水草、省头草等。

【性味归经】性平,味辛。归脾、胃、肺经。

【功能主治】芳香化湿,醒脾开胃,发表解暑。用于湿浊中阻,脘痞呕恶,口中甜腻,口臭,多涎,暑湿表证,湿温初起,发热倦怠,胸闷不舒等。

【药材(饮片)鉴别要点】

药材鉴别 药材茎呈圆柱形,下部光滑无毛,长30～100cm,直径0.2～0.5(0.8)cm,节明显。表面黄绿色至黄棕色,有的略带紫色,有细纵纹,质脆,易折断,断面呈纤维状,类白色,木部疏松的孔,髓部白色约占直径1/2或中空。叶对生,叶片多皱缩破碎,或脱落,黄绿色至绿褐色。完整叶呈3裂或不分裂,分裂者中间裂较大,长椭圆形至长圆状披针形,不分裂完整叶呈披针形,先端渐尖,基部楔形,叶边缘有锯齿,质脆,易破碎。气味芳香,揉之有特异香气。味微苦。

饮片鉴别 为不规则的段。茎圆柱形,表面黄棕色至绿褐色,叶多皱缩破碎,边缘有细锯齿,表面绿褐色至暗绿色。气芳香,味微苦。

【临床药师、临床医师注意事项】

《中国高等植物图鉴》第四册,将华泽兰 Eupatorium chinense L. 称为兰草,把佩兰 Eupatorium fortunei Trucz. 别名称之为泽兰,而菊科泽兰 Eupatorium japonicum Thunb. 易和唇形科植物泽兰 Lycopus lucidus Turcz. var. hirtus Regel. 在处方用名和入药品种相互混淆。

另,在商品流通中,按佩兰入药的品种还有异叶泽兰 Eupatorium heterophyllum DC. 和尖佩兰 Eupatorium lindleyanum DC.

医籍选论

以茎圆节长、叶光有歧者为兰……吴人呼为香草,俗名孩儿菊。夏日采，置发中，则发不膩①，浸油涂发，去垢香泽，故名泽兰。兰草走气分，故能利水道，除痰癖，杀蛊辟恶，而为消渴良药。

——清·汪昂《本草备要》

兰草茎圆叶光。其性专主入气。虽书载有久服益气。轻身不老肤语。然究止属利水除痰。杀蛊辟恶。而为消渴良药。即内经所谓数食肥甘。传为消渴。治之以兰。以除陈气是也。东垣治消渴生津饮。用兰叶。盖本于此。又此草浸油涂发。去风垢。令香润。

——清·黄宫绣《本草求真》

兰草、泽兰一类二种也。俱生水旁下湿地。二月宿根生苗成丛，紫茎素枝，赤节绿色，叶对节生，有细齿。但以茎圆节长，而叶光有歧者，为兰草。茎微方、节短而叶有毛者，为泽兰……雷敩炮炙论所谓大泽兰，即兰草也。小泽兰，即泽兰也。礼记佩帨兰茝②，楚辞纫秋兰以为佩③，《西京杂记》④载汉时池苑⑤种兰以降神，或杂粉藏衣书中辟蠹⑥者，皆此二兰也。""按素问云：五味入口，藏于脾胃，以行其精气。津液在脾，令人口甘，此肥美所发也。其气上溢，转为消渴。治之以兰，除陈气也。王冰注云：辛能发散故也。李东垣治消渴生津饮，用兰叶，盖本于此。

——明·李时珍《本草纲目》

祝按：李时珍所言："兰草、泽兰一类二种也……"此泽兰应是指佩兰 Eupatorium fortunei Turcz. 的同属植物华泽兰 Eupatorium chinense L. 或指泽兰 Eupatorium japonicum Thunb.

---

① 膩：粘着，妇人发为膏泽所粘，必沐乃解谓之"膩"。
② 佩帨兰茝：据《礼记》记载，臣子拜见君王时要佩兰草之类，以示恭敬。
③ 纫秋兰以为佩：即其贯穿连缀起兰花（佩兰）作为佩饰。"纫"，连缀；贯穿。原义为"搓绳""捻线"。
④ 《西京杂记》：古小说集，晋代葛洪所作，书中所记多为西汉时期遗闻轶事。
⑤ 池苑：即花坛。
⑥ 蠹：音 du，蛀虫。咬蚀书籍，器物的小虫。

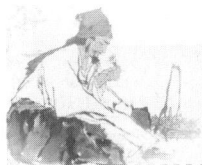

连翘 Lianqiao

【处方用名】红旱莲——金丝桃科 Hypericaceae.

连翘——木犀科 Oleaceae.

【经文】连翘，味苦平。主寒热，鼠瘘，瘰疬，痈肿，恶创，瘿瘤，结热，蛊毒。一名异翘，一名兰华，一名轵，一名三廉。生山谷。

本经要义

连翘：《本经》对连翘，未有植物形态和药用部位描述。

> **关于连翘品种与入药部位考证**
>
> 梁·陶弘景在《名医别录》中言："连翘，无毒。去白蟲。生太山。八月采，阴干。"
>
> **祝按：**此应是全草入药。
>
> 《本草经集注》："连翘，味苦，平，无毒。主治寒热、鼠瘘、瘰疬、痈肿、恶疮、瘿瘤、结热、虫毒。去白虫。一名异翘，一名兰华，一名折根，一名轵，一名三廉。生太山山谷。二月采，阴干。处处有，今用茎连花实也。"
>
> **祝按：**说明当时药用连翘，其入药部位为地上部分之全草，其别称连轺、折根，则是指"翘根"。

连翘，味苦平。主寒热，鼠瘘，瘰疬，痈肿，恶创，瘿瘤，结热，蛊毒。一名异翘，一名兰华，一名轵，一名三廉。生山谷。

《药性论》："连翘，使，一名旱连子。主通利五淋，小便不通，除心家客热。"

祝按："旱连子"，为金丝桃科 Hypericacae. 草本植物，非木犀科木本植物连翘的果实。药用品种和药用部位均与现今所用连翘有别。

《新修本草》载："连翘，味苦，平，无毒……八月采，阴干。处处有，今用茎连花实也。此物有两种，大翘、小翘。大翘叶狭长如水苏，花黄可爱，生下湿地，著子似椿实子未开者，作房，翘出众草。其小翘生岗原之上，叶实皆似大翘而小细，山男人并用之。今京下惟用大翘子，不用茎花也。"

祝按：经本草文献考证和实地民间考察，苏氏所言大翘，应为金丝桃科植物红旱莲 Hypericum ascyron L. 其小翘则为同科同属植物地耳草 Hypericum japonicum Thunb. 藤黄科 Hypericum delavayi Franch. 等全草入药，俗称田基黄。

《蜀本草》草部下载："连翘，微寒。苗高三四尺，今所在下湿地有，采实，日干用之。"

祝按：明确指出，草本植物，全草入药。

《日华子本草》："连翘，通小肠，排脓，治疮疖，止痛，通月经。所在有，独茎，稍开三四黄花，结子，内有房瓣，五月、六月采。"

祝按：《蜀本草》和《日华子本草》在草部收载，且均用其果实，应是金丝桃科本草植物红旱莲 Hypericum ascyron L. 的果实，非木犀科木本植物连翘 Forsythia suspense（Thunb.）Vahl. 的果实。

唐·王焘《外台秘要》第二十四卷·痛疽方："……剉连翘草及根各一升，以水一斗六升。煮令竭，取三升，即强饮，厚衣坐釜上，令汗出至足已。"

《图经本草》："连翘，生泰山山谷……有大翘、小翘二种，生下湿地或山岗上；叶青黄而狭长，如榆叶、水苏等；茎赤色，高三、四尺许；花黄可爱；秋结实似莲作房，翘出众草，以此得名；根黄如蒿根。八月采房，阴干。其小翘生岗原之上；叶、花、实皆似大翘而细。南方生者，叶狭而小，茎短，才高一、二尺，花亦黄，实房黄黑，内含黑子如粟粒，亦名旱连草，南人用花、叶。"

祝按：《图经本草》所附药图 5 种，其中"鼎州连翘"则是金丝桃科植物红旱莲。从西汉时期一直到宋代，我国医药文献均在草部所载，连翘、连翘根等，应是金丝桃科草本植物红旱莲 Hypericum ascyron L. 及其同属植物地耳草 Hypericum japonicum Thunb. 又名田基黄、刘寄奴等。亦就说：张仲景《伤寒杂病论》所用连翘是金丝桃科草本植物红旱莲或同属植物，并非现今木犀科木本植物连翘。

自宋元时期至今所用连翘，为木犀科植物连翘 Forsythia suspense(Thunb.)Vahl。

《图经本草》所载"泽州连翘"和"河中府连翘"图，似为木犀科植物连翘。泽州，即现今山西境内，系山西省木犀科连翘的主产区。

《本草衍义》："连翘，亦不至翘出众草，下湿地亦无，太山谷间甚多，今止用其子，折之，其间片片相比如翘，应以得名尔。治心经客热，最胜，尤宜小儿。"

祝按："亦不至翘出众草，下湿地亦无"，说明寇氏所言"连翘"不是草本物。"太山谷间甚多"指出木本植物连翘的生长环境。"折之，其间片片相比如翘"是说连翘的种子，每一片如翘。"翘"，鸟尾上的长毛，《说文·羽部》："翘，尾长毛也。"也泛指动物的尾部。此处寇氏指连翘的种子彼此片片紧紧相连如鸟之羽毛。此种特征正是木犀科木本植物连翘的种子形状特征，薄翅，形似鸟之羽毛。金丝桃科植物的种子不具备此特征。因此，《本草衍义》所言连翘，应为木犀科植物连翘无疑。**故，至此始，连翘的入药品种和入药部位发生了根本变迁**。

《本草蒙筌》："连翘……茎短微赤，叶狭常青，花细瓣深黄，实作房黄黑，因中片片相比，状如翘应故名。凡用采收，须择州土。生川蜀者，实类椿实，壳小坚，外完而无跗萼，剖则中解，气甚芬香，镜乾便脱茎间，不击自然落下。"

祝按：《本草蒙筌》附有兖州连翘图。从"茎短微赤，叶狭常青"应是常绿木本植物。"片片相比""壳小坚""无跗萼"等，应是木犀科植物连翘的果实。

明·李时珍《本草纲目》："连翘状似人心，两片合成，其中有仁，甚香。"

祝按： 李氏所言"两片合成"，即为木犀科植物连翘的果实是由2心皮构成，状如人之心脏。

明·李中立 在其《本草原始》中，突破以前药物分类常规，将连翘归入木部，确认连翘是木本植物，并非宋以前之草本植物。李中立同样在文中指出："折之片片相比如翘，应以此得名。"并在"修治"项云："闭口者佳，开瓣者不堪用。"说明药用部位以"青翘"为佳，开瓣之"老翘"，临床效应较差。

清·《植物名实图考》 收载连翘："连翘，《本经》下品……《本经》又有翘根……李时珍以为即连翘根也……"但吴其濬又同时收载"湖南连翘"和"云南连翘"。其文"云南连翘俗呼芒种花"，应是金丝桃科植物无疑。

祝按： 从宋元时期始，木犀科植物连翘已经取代宋以前金丝桃科植物湖南连翘等品种，但到明清时代，金丝桃科植物连翘还在部分省区使用，且作为地方习用品种。木犀科植物连翘已成为传统中医临床应用的主流品种了。

味苦平：《本经》言连翘：性平，味苦。张仲景言：连轺（连翘根），性寒，味苦。现今教科书《临床中药学》言：连翘，性寒，味苦，微辛；《中国药典》言：连翘，性微寒，味苦。连翘性味表述出入较大，这是因为古今所用连翘品种和药用部位不同所致。

寒热： 详见甘草"本经要义"寒热项，可互参。

鼠瘘： 古代中医病名。瘰疬破溃后，流脓稀薄，久不收口，即为鼠瘘。即现代疾病颈、腋部淋巴结核。《黄帝内经灵枢》卷十·寒热第七十："黄帝问岐伯曰：寒热瘰疬在于颈腋者，皆可气使生？岐伯曰：此皆鼠瘘寒热之毒气也，留于脉而不去也。黄帝曰：去之奈何？岐伯曰：鼠瘘之本，皆在脏，其末上出于颈腋之间，其浮于脉中，而未内著于肌肉，而外为脓血者，易去也。"正确地阐明了鼠瘘和内脏结核的关系。清·莫枚士《研经言》："鼠性善串……瘘之称鼠，亦取串通经络为义。"

瘰疬： 病名，又名鼠瘘，老鼠疮，疬子颈等。小者为瘰，大者为疬。多因肺肾阴虚，肝气火郁，虚火内灼，炼液为痰或受风火热毒，结于颈项、腋、胯之间，初起结块如豆，数目不等，无痛无热，后渐增大串生，久则微觉疼痛，或结块相互黏连，推之不移。

若溃破则脓汁稀薄，其中或夹有豆渣样物质，此愈彼起，久不收口，可形成窦道或瘘管，相当于现今淋巴结核、慢性淋巴结炎。初期宜疏肝解郁、软坚化痰，用逍遥散合二陈汤加味或用消瘰丸；后期以滋补肺肾为主，予六味地黄丸加沙参、麦冬等。如属风热结毒，则应以祛风清热为主，佐以软坚散结，以防风消毒饮（防风、荆芥、桔梗、牛蒡子、连翘、甘草、石膏、薄荷、枳壳、川芎、苍术、知母等）；若已溃破者，则外用丹药或生肌散等治疗。

痈肿："痈"，病名。疮面浅而大者为痈，多由外感六淫，过食膏粱厚味，外伤感染等所致营卫不和，邪热壅聚，气血凝滞而成。凡肿疡表现为红肿高起，焮热疼痛，周围界限清楚，在未成脓之前无疮头而易消散，已成脓易溃破，溃后脓液稠黏，疮口易收者，均称之为"痈"。痈即气血受毒邪所困而壅塞不通之意，属阳证；初起常伴有实热证候，如身热、口渴、便秘、尿赤、舌红苔黄、脉洪数有力等，因发病部位不同，可分为"内痈"和"外痈"。

内痈：痈之发于脏腑，外观看不见，如"肠痈""肺痈""肝痈"等。

外痈：痈之发于躯干、四肢等体表部位者，如颈痈、背痈、乳痈等。外痈常为多个毛囊和皮脂腺的化脓性炎症。乳痈则是乳痈组织的化脓性感染。

"肿"，为"腫"的简化字。古指恶疮，痈毒。《说文·肉部》："肿，痈也。"《周礼·天官·疡医》："疡医掌腫病。"郑玄注："肿疡，痈而上生創者。"《黄帝内经素问》卷十三·大奇论篇第四十八："肝满肾满肺满皆实，即为腫。"杨上善注："腫（肿）谓痈肿也。""痈肿"即"痈毒""恶疮"的叠称。

恶疮：病名，出自《刘涓子鬼遗方》。凡疮疡表现为焮肿痛痒，溃烂后浸淫不休，经久不愈者，统称为恶疮。《诸病源候论》卷三十五·疮病诸候·诸恶疮候："诸疮生身体，皆是体虚受风热，风热与血气相搏，故发疮。若风热挟湿毒之气者，则疮痒痛焮。肿，而疮多汁，身体壮热，谓之恶疮也。""夫体虚受风热湿毒之气，则生疮。痒痛焮肿，多汁壮热，谓之恶疮。而湿毒气盛，体外虚内热，其疮渐增，经久不瘥，为久恶疮。"

瘿瘤：中医病名。出自《中藏经》。瘿与瘤的合称或单指瘿。"瘿，颈瘤也"，又叫"瘿气"，属甲状腺肿大的一类疾病。多因为郁怒忧思过度，肝失条达，痰气凝结于颈部，或与生活地区及饮水有关。根据其形状和性质不同，又分为"肉瘿""筋瘿""血瘿""气瘿""石瘿"等五种。《诸病源候论》卷三十一·瘿瘤等病诸候·瘿候："瘿者由忧恚气结所生，亦曰饮沙水。沙随气入于脉，搏颈下而成之。初作与瘿核相似，而当颈下也，皮宽不急，垂捶捶然是也。恚气结成瘿者，但垂核捶捶，无脉也。饮沙水成瘿者，有核瘰瘰，无根，浮动在皮中。又云有三种瘿：有血瘿，可破之；有息肉瘿，可割之；有气瘿，可具针之。瘤候：瘤者，皮肉中忽肿起，初如梅李大，渐长大。不痛不痒，又不结强，言留结不散，谓之为瘤。"

结热：即热结。"结"，结积，结聚，聚结。结热，即热邪聚结而出现的病理现象。如胃脘部结积发热，胃脘疼痛；热邪搏结于血分，则出现蓄血证；如热结于胃肠，则出现腹痛，大便燥结，甚则潮热谵语，脉沉实等。如《伤寒杂病论》卷三·辨太阳病脉证并治法第六："太阳病不解，结热膀胱，其人如狂，血自下，下者愈。其外不解者，尚未可攻，当先解外。外解已，但少腹急结者，乃可攻之，宜桃核承气汤方。"

蛊毒：详见女青"本经要义"蛊毒项，可互参。

药物解读

《中华人民共和国药典》2015 年版：连翘，为木犀科植物连翘 Forsthia suspense(Thunb.)Vahl 的干燥果实。

【性味归经】性微寒，味苦。归肺、心、小肠经。

【功能主治】清热解毒，消肿散结，疏散风热。用于痈疽，瘰疬，乳痈，丹毒，风热感冒，温病初起，温热入营，高热烦渴，神昏发斑，热淋涩痛等。

【药材（饮片）鉴别要点】

连翘果实，呈长卵形至卵形，稍扁，长 1.5～2.5cm，直径 0.5～1.3cm，表面有不规则的纵皱纹和多数突起的小斑点，两面各有 1 条明显的纵沟。顶端锐尖，基部有小果梗。青翘多不开裂，表面绿褐色，表面凸起的灰白色小斑点较少，质硬；种子多数，黄绿色，细长，一侧有翅。老翘自顶端开裂或裂成两瓣，表面黄棕色或红棕色，内表面多为浅黄棕色，平滑，具一纵隔；质脆；种子棕色，多已脱落。气微香，味苦。

【拓展阅读——中药经验鉴别专用术语】

青翘：指连翘果实初熟，尚带绿色时采收，及时干燥，不开裂，习称"青翘"。

老翘：指连翘果实成熟熟透时采收，及时晒干，开裂，习称"老翘"。

【拓展阅读——连翘各版本收载】

《中华人民共和国药典》2015年版（附录）收载:地耳草为藤黄科（金丝桃科）植物地耳草 Hypericum japonicum Thunb. 的干燥全草。别名:田基黄。

《四川中药材标准》2010年版收载:元宝草 Hypericum sampsonii Hance. 的全草。别名:小连翘、红旱莲等。

《中药大辞典》收载:红旱莲 Hypericum ascyron L. 的全草。别名:湖南连翘,假连翘,金丝桃等。

【临床药师、临床医师注意事项】

直至宋代,我国医药文献所用连翘,为金丝桃科（又谓藤黄科）植物红旱莲（又名湖南连翘）Hypericum ascyron L. 及同属植物地耳草 Hypericum japonicum Thunb. 等。

自宋元时期至今所用连翘,为木犀科植物连翘 Forsythia suspense (Thunb.)Vahl.

自古连翘其性味归经,临床性效有别。

医籍选论

连翘出汴京及河中、江宁……而以蜀中者为胜。有大翘、小翘二种。大翘生下湿地,叶如榆叶,独茎赤色,稍间开花黄色可爱,秋结实,形如莲,内作房瓣,气甚芳馥,根黄如蒿根。小翘生岗原之上,叶茎花实皆似大翘,但细小耳。实房黄黑,内含黑子,根名连軺,须知大翘用实不用根,小翘用根不用实。

祝按:张氏所言大翘与小翘,均为金丝桃科植物,非现今木犀科植物。连翘味苦性寒,形象心肾,禀少阴之气化。主治寒热鼠瘘瘰疬者,治鼠瘘瘰疬之寒热也。夫瘘有内外二因,内因曰鼠瘘,外因曰瘰疬,其本在脏,其末在脉。此内因而为水毒之瘘,故曰鼠瘘也。陷脉为瘘,留连肉腠,此外因而寒邪薄于肉腠之瘘,故曰瘰疬也。是鼠瘘起于肾脏之毒,留于心主之血脉。瘰疬因天气之寒,伤人身之经脉。连翘形象心肾,故治鼠瘘瘰疬也。痈肿恶疮,肌肉不和。瘿瘤结热,经脉不和。连翘味苦,其气芳香,能通经脉而利肌肉,故治痈肿恶疮,瘿瘤结热也。受蛊毒者在腹,造毒者在心。苦寒泄心,治造毒之原。芳香醒脾,治受毒之腹,故又治蛊毒。

《灵枢·寒热论》岐伯曰：鼠瘘寒热之毒气也，留于脉而不去者也。其本在于水脏，故曰鼠。上通于心主之脉，颈腋溃烂，故曰瘘。鼠瘘寒热之毒气者，有不规则的纵皱纹和多数突起的小斑点言鼠瘘水毒而为寒，上合心包而为热也。主治寒热鼠瘘者，治鼠瘘之寒热也。今人不解《本经》，祇事剿袭，以寒热二字句逗，谓连翘主治寒热，出于神农之言。凡伤寒中风之寒热，一概用之，岂知风寒之寒热起于皮肤，鼠瘘之寒热起于血脉，风马牛不相及也。嗟嗟，为医者可不知《内经》乎。《灵枢》论营卫血气之生始，出入脏腑经脉之交合贯通，乃医家根本之学，浅人视为针经而忽之，良可惜也。

李时珍曰：连翘状似人心，两片合成，其中有仁甚香，乃少阴心经，厥阴包络气分主药。诸痛痒疮疡皆属心火，故为十二经疮家圣药，而兼注手足少阳、手阳明之经气分之热也。

祝按：张氏详解连翘本经要义，并指出：《伤寒》所言中风之"寒热"与连翘所治鼠瘘病证之"寒热"不同耳！并忽略一个关键点：即金丝桃科连翘为苦寒药物，善入肝、胆、心经，即指内热，木犀科植物连翘，善治表热之寒热，李时珍所言连翘是为现今木犀科连翘，性平，微寒，味苦，归心、肺、小肠经，为疮疡要药，与《本经》连翘不同，即张氏所言"风马牛不相及也"。

翘根，气味甘寒平，有小毒。主治下热也，益阴精，令人面悦好，明目。久服轻身耐老。《本经》翘根生嵩高平泽，二月、八月采，陶隐居曰：方药不用，人无识者。王好古曰：此即连翘根也。张仲景治伤寒瘀热在里，身色发黄，用麻黄连翘赤小豆汤。注云：连轺即连翘根。

——清·张志聪《本草崇原》

祝按：张仲景"麻黄连轺赤小豆汤"中之"连轺"即今之金丝桃科植物湖南连翘 Hypericum sacyron L. 之全草。非木犀科植物连翘 Forsythia suspense (Thunb.) Vahl. 之果实。

连翘气平，禀天秋平之金气，入手太阴肺经，味苦无毒，得地南方之火味，入手少阴心经、手厥阴心包络经。气味俱降，阴也。

心包络者，臣使之官，喜乐出焉，其经别属三焦，出循喉咙，出耳后，合少阳，郁则包络之火上炎经络，而成寒热鼠瘘瘰疬矣。连翘轻清平苦，轻而扬之，因而越之，结者散而寒热愈也。痈肿恶疮，皆生于心火。连翘味苦清心，所以主之。

瘿瘤结热，亦心包络之郁结火也。其主之者，轻扬有散结之功也。蛊毒因辛热而成,辛热则生虫也,连翘平能清而苦能泄,热解虫化而蛊自消也。

——清·叶天士《本草经解》

连翘,味苦,性凉,入足太阴脾、足太阳膀胱经。清丁火而退热,利壬水而泻湿。

《伤寒》麻黄连翘赤小豆汤,麻黄二两,生姜二两,甘草一两,大枣十二枚,生梓白皮一斤,杏仁四十枚,连翘二两,赤小豆一升。

治太阴伤寒,瘀热在里,身必发黄。以太阴湿旺,胃土贼于甲木,肺金刑于相火,木火郁遏,湿化为热,则发黄色。缘肺热则水道不利,湿无泄路,木主五色,入土而化黄也。甘、枣、生姜,补土和中,麻黄泻皮毛之郁,杏仁降肺气之逆,生梓白皮清相火而疏木,连翘、小豆,泻湿热而利水也。连翘清心泻火,利水开癃,善除郁热之证,尤能行血通经,凉营散结,疗痈疽瘰疬之病,擅消肿排脓之长。

——清·黄元御《长沙药解》

祝按:《伤寒论》"麻黄连翘赤小豆汤"之中连翘为金丝桃科(又名藤黄科)植物,性味苦寒,善入肝胆,故治"太阴伤寒,瘀热在里,身必发黄……"生梓白皮一药,为紫葳科植物梓之树皮,为治疗泌尿系统之要药。现今《伤寒论讲义》更改为桑科植物桑之根皮,实为不妥。

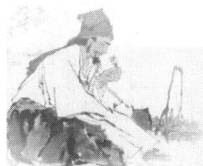

灵芝　Lingzhi

赤芝，味苦平。主胸中結，益心氣，補中，增智慧，不忘。久食，輕身不老，延年神仙。一名丹芝。

黑芝，味咸平。主癃，利水道，益肾气，通九竅，聰察，久食，輕身不老，延年神仙。一名遠芝。

青芝，味酸平。主明目，補肝氣，安精魂，仁恕。久食，輕身不老，延年神仙。一名龍芝。

白芝，味辛平。主咳逆上氣，益肺氣，通利口鼻，強志意，勇悍，安魄。久食，輕身不老，延年神仙。一名玉芝。

黃芝，味甘平。主心腹五邪，益脾氣，安神，忠信和樂。久食，輕身不老，延年神仙。一名金芝。

紫芝，味甘溫。主耳聾，利關節，保神，益精氣，堅筋骨，好顏色。久服，輕身不老延年。一名木芝。生山谷。

【处方用名】灵芝——多孔菌科 Polyporaceae.

【经文】

赤芝,味苦平。主胸中结,益心气,补中,增智慧,不忘。久食,轻身不老,延年神仙。一名丹芝。

黑芝,味咸平。主癃,利水道,益肾气,通九窍,聪察,久食,轻身不老,延年神仙。一名元芝。

青芝,味酸平。主明目,补肝气,安精魂,仁恕。久食,轻身不老,延年神仙。一名龙芝。

白芝,味辛平。主咳逆上气,益肺气,通利口鼻,强志意,勇悍,安魄。久食,轻身不老,延年神仙。一名玉芝。

黄芝,味甘平。主心腹五邪,益脾气,安神,忠信和乐。久食,轻身不老,延年神仙。一名金芝。

紫芝,味甘温。主耳聋,利关节,保神,益精气,坚筋骨,好颜色。久服,轻身不老延年。一名木芝。生山谷。

本经要义

灵芝：灵芝在我国家喻户晓,作为常用中药,始载于《神农本草经》,列为上品。灵芝草之名,则始见于明·兰茂《滇南本草》。目前作为保健品,应用较为广泛。

在《本经》中,依据其颜色不同分为赤芝、黑芝、白芝、黄芝、紫芝六种。梁·《本草经集注》云:"此六芝皆仙草之类,俗所稀见,族种甚多,形色环异,并载《芝草图》中"。李时珍指出"芝类甚多……本草惟以六芝标名,然其种属不可不识"。古代视灵芝为仙草,属名贵中药,不可多得,但其来源混杂,主要以色泽区分之。"灵芝"之名则始见于明·李中立所撰《本草原始》,一直沿用至今。目前我国应用最为广泛的灵芝野生品种主要有赤芝 Ganoderma lucidum(Leyss. ex Fr.)Karst. 紫芝 Ganoderma sinense Zhao, Xu et Zhang 即《中国药典》所收载品种。

《神农本草经》所言各种灵芝功效解读

赤芝 Ganoderma lucidum(Leyss. ex Fr.)Karst. 色赤,入心,补益心气,味苦。

黑芝 Ganoderma japonicum(Fr.)Lloyd. 色黑，入肾，补益肾气，味咸。

青芝 Ganoderma (Fr.)Lloyd. 与黑芝同类，其菌盖为蓝褐色，只是生长环境与成熟程度不同）色青，入肝，补益肝气，味酸。

白芝 Ganoderma Lucidum(leyss. ex. Fr.)Karst. 与赤芝同类，维菌壳白色，与生长环境和成熟程度有关）色白，入肺，补益肺气，味辛。

黄芝 Ganoderma lucidum(Leyss, ex, Fr.)Kanst. 与赤芝同类，唯菌盖为淡黄色，与生长期和环境不同所致）色黄，入脾，补益脾气，味甘。

紫芝 Ganoderma sinense Zhao, Xu et Zhang（即青芝、紫芝同类，只是生长环境与成熟不同有关）紫芝为灵芝品种的统称。

所谓六芝实为五芝。其功效体现了中医五色、五味、五脏的关联认识，同时体现了中医的五行学说理论，这与灵芝在古代作为仙药的认识有关。

胸中结："胸中"，指五脏。《黄帝内经素问》卷五·脉要精微论篇第十七："五脏者，中之守也。""五脏者，身之强也……"五脏是人体精气、神气内守之处。

"结"，凝结，聚积，固结之意。表气结、气滞、肠胃中结气等。如胆囊炎、胆结石、胰腺炎、痰饮、饮食积聚等均称谓"胸中结"。《说文》："结，缔也，从系，吉声。"即五脏所患之结气，如之"心下胀满""心下痞满"等，称之为"心下结"。

补中：有两义，一是指补益肠胃，肠胃道位居人体中部；二是指补益五脏。

慧智：即智慧。"增慧智"，即增加智慧。灵芝能补益肝肾，养心安神，故能增智。

癃：有两义。

第一，病的古称。表现为小便涩痛，淋漓不尽，常伴有小便急迫、短数等。宋·戴桐《六书故》："癃淋实一声也，人病小便不通者，今谓淋，故作癃。"《黄帝内经素问》卷十三·奇病论篇第四十七："有癃者，一日数十溲，此不足也。"

第二，病证名，又名癃、闭癃。指小便不利，排尿困难，点滴而下，甚则闭塞不通，属"癃闭"之轻证。《黄帝内经素问》卷七·宣明五气论篇第二十三："膀胱不利为癃，不约为遗弱。"《黄帝内经素问》卷二十·五常政大论篇第七十："……其病癃闭，邪伤肾也。"

精魂："精"有三义。

其一，泛指构成人体和维持生命活动的基部物质。《黄帝内经素问》卷一·金匮真言论篇第四："夫精者，身之本也，春不病温。"由饮食水谷所化生的精微，又称"水谷之精""后天之精"。《黄帝内经灵枢》卷十二·大惑论第八十："五脏六腑之精气，皆上注于目为之精。精之窠为眼，骨之精为瞳子，筋之精为黑眼，血之精为络，其窠气之精为白眼，肌肉之精为约束，裹撷筋骨血气之精而与脉并系，上属于脑，后出于项中。故邪中于项，因逢其身之虚，其入深，则随眼系以入于脑，入于脑则脑转，脑转则引目系急，目系急则目眩以转矣。邪中其精，其精所中不相比也则精散，精散则视歧，视歧则见两物。目者，五脏六腑之精也。"

其二，指生殖之精，即先天之精。《黄帝内经灵枢》卷六·决气篇第三十二："两神相搏，合而成形，常先盛生，是谓精。"意思是说：男女交合之后，可以产生新的生命体，在形体出现之前，构成人体的基本物质，就叫做精。"魂"：古人以为阳气，它附身则人活，离身而去则人亡。《说文·鬼部》："魂，阳气也。"

其三，表精神，神志。如神魂颠倒、断魂等，即指人之精神意识活动的一部分。《黄帝内经灵枢》卷二·本神篇第八："故生之来谓之精，两精相搏谓之神，随神往来者谓之魂，并精而出入者谓魂。""肝藏血，血舍魂"说明人的精神活动是以五脏精气为基础，具体指出魂与肝血关系。由于肝不藏气，肝血不足等原因，可致魂不随神而动，出现梦游、呓语等病证。灵芝具有补五脏功能，故能使"肝藏血，血舍魂"。精魂，在此处即指人之精神意志。

仁恕："仁"对人亲善，仁爱。《说文·人部》："仁，亲也。"

第一，古代一种含义极广的道德范畴，其核心是爱人，与人相亲。

第二，旧指具有仁义道德的人。"恕"，《说文·心部》："恕，仁也。"段玉裁注："为仁不外于恕，析言之则有别，浑言之则不别也。"《广韵·御韵》："恕，仁恕。"《论语·里仁》："夫子之道，忠恕而已矣"。"仁恕"，即对人亲善而又能原谅他人。

咳逆上气：指咳嗽气喘的病证。"上气"，即肺气上逆之意。中医临床上有实证和虚证的区别。实证主要症状为喘咳胸满，呼吸迫促，不能平卧，痰多黏腻，脉浮滑，是由于肺实气闭所致。虚证主要症状为咳嗽而浮，脉浮大无力，这就是"肾不纳气"所致。

肾不纳气：肺实主呼吸，但肾有摄纳肾气（即肾纳气）的作用。中医临床上一般久病咳喘，特别是老年肾虚患者，多有纳气困难、气喘的特点，呼多吸少。如老年慢性支气管炎合并肺气肿，主要表现就是呼吸困难，临床上称之为"肾不纳气"，这就需要用补肾纳气的治疗方法。

五邪：泛指多种致病因素。

《黄帝内经灵枢》卷十一·刺节真邪第七十五："黄帝曰：余闻刺五邪，何谓五邪？岐伯曰：病有持痈者，有容大①者，有狭小②者，有热者，有寒者，是谓五邪。黄帝曰：刺五邪奈何？岐伯曰：凡刺五邪之方，不过五章③，痈热消灭，肿聚散亡，寒痹益温，小者益阳，大者必去，请道其方。"

《难经》四十九难："何谓邪？然：有中风，有伤暑，有饮食劳倦，有伤寒，有中湿。此之谓五邪。"

《难经》在五十难又以虚邪，实邪，贼邪，微邪，正邪为五邪。

忠信和乐："忠"，尽心竭力，忠诚无私。

《说文·心部》："忠，敬也，尽心曰忠。"

《广韵·束韵》："忠，无私也。""信"，诚实，不欺。

《说文·言部》："信，诚也。"

《资治通鉴·唐僖宗光启三年》："君可选一温信大将，以我手札谕之。"胡三省注：信，诚实不妄言者也。"和"，和谐，协调之意。也作"龢"。

《说文·龠部》："龢，调也。"段玉裁注："经传多借和为龢。"

《广雅·释诂三》："和，谐也。""乐"，为樂的简体字，表喜悦，愉快。

---

① 大：即大邪，实邪也。
② 小：即小邪，虚邪也。
③ 五章：即条目之义。

《广韵·铎韵》："樂,喜樂。"《集韵·铎韵》："樂,娱也。""忠信和乐",即为内心诚实、和谐而喜悦之意。

保神: 第一,传说中的天神,即天地万物的创造者和主宰者。《说文·示部》："神,天神,引出万物者。"第二,精神,如凝神,劳神,聚精会神。《荀子·天论》："形具而神生,好恶喜怒哀乐臧焉。"杨倞注："精谓精魂。"《淮南子·原道》："耳目非去之也,然而不能应者何也? 神失所守也。"高诱注:精神失其所守。第三,表人之神志,表情。

经文此处"保神"之神有两义。一,广义指人体生命活动的总称,包括生理性、病理性外露的征象。二,狭义指人的思维意识活动。

《黄帝内经灵枢》卷二·本神论篇第八："生之来谓之精,两精相搏谓之神,随神往来谓之魂,并精而出入者谓之魄。"

《黄帝内经灵枢》卷六·平人绝谷论篇第三十二："起得上下,五藏安定,血脉和利,精神乃居,故神者,水谷之精气也。"是说先后天的精气是神的物质基础,凡神气充旺,一般反映藏精充足而功能协调;若神气涣散,说明藏精将竭而气机衰败。

《黄帝内经素问》卷四·移精变化论篇第十三："闭户塞牖,系之病者,数问其情,以从其意,得神者昌,失神者亡。""保神"即保护人体的健康。

药物解读

《中华人民共和国药典》2015 年版一部收载:灵芝,为多孔菌科真菌赤芝 Ganoderma lucidum(Leyss. ex Fr.)Karst. 紫芝 Ganoderma sinense Zhao,Xu et Zhang 的干燥子实体。

【性味归经】性平,味甘。归心、肺、肝、肾经。

【功能主治】补气安神,止咳平喘。用于心神不宁,失眠心悸,肺虚咳嗽,虚劳短气,不思饮食等。

【药材鉴别要点】

药材外形呈伞状,菌盖肾形、半圆形或近圆形,黄褐色至红褐色,直径 10～20cm,厚 1～2cm,皮壳坚硬,有光泽,具环状棱纹和辐射状皱纹,边缘薄而平截,稍内卷。菌肉白色至淡棕色,菌柄圆柱形,侧生,长 7～18cm,直径 1～3.5cm,红褐色至紫褐色,光亮。孢子细小,黄褐色。气微香,味苦涩。

祝按：人工栽培品。子实体较粗壮，肥厚，直径 10～25cm 或更大，厚约 1.5～4cm，皮壳外常被有大量粉尘样黄色孢子。

【临床药师、临床医师注意事项】

目前市面上商品流通灵芝基本上为人工载品种，与野生灵芝在形状上有显著区别。其临床疗效，人工栽培品种远不如野生品种。关于人工栽培灵芝，始见于清代陈淏子《花镜》。近年来来全国各地人工栽培灵芝均获得成功。但由于技术条件和生态环境因素，市面上出现各种奇异灵芝，如鹿角状、珊瑚状、树枝状等，没有正常菌盖。

医籍选论

灵芝草，色分六品，味应五行。气禀俱平，服饵无毒。青芝如翠羽，一名龙芝。应木味酸，产泰山专补肝气。兴仁恕强志，明眼目安魂。赤芝如珊瑚，一名珊芝。应火味苦，产衡山善养心神。增智慧不忘，开胸膈除结。白芝截肪可比，一名玉芝。味辛应金。华山生，益肺定魄，止咳逆，润皮毛。黑芝泽漆堪伦，一名玄芝。味咸应水。常山出，益肾驱癃，利二便，通九窍。黄芝与黄金类，一名金芝。嵩岳山多。紫芝与紫衣同，一名木芝，高夏山有。并味甘应土，咸逐邪益脾。坚骨健筋，悦颜驻色。六芝俱主祥瑞，夜视光彩映人，烧不焦，藏不朽。久服延寿，常带阗兵。世所难求，医绝不用。但附其说，俾识其详。

——明·陈嘉谟《本草蒙筌》

灵芝草，此草生山中，分五色。俗呼菌子。赤芝，味甘，无毒。治胸中有积，补中，强智惠。服之轻身。白芝，味辣，无毒，治一切肺痿痨咳，力能延年。黑芝，味咸，性平。无毒。补肾，通窍，利水，黑发。黄芝，味甘，辛，性平。无毒。熬膏久服，轻身延年。青芝，味咸。治眼目不明。

——明·兰茂《滇南本草》

灵芝，彝药，用于治疗睾丸肿痛，前列腺炎。苗药，治疗虚劳咳嗽，气喘，失眠，消化不良。藏药，用于失眠，高血压，头晕目眩，肝炎，气管炎，风寒痹症。朝药，治疗身体衰弱，神经病，动脉硬化等。

——贾敏如，李星炜《中国民族药志要》

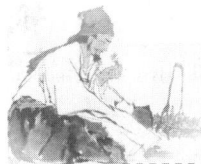

羚羊角 Lingyangjiao

【处方用名】羚羊角——牛科 Bovidae.

【经文】羚羊角,味咸寒。主明目,益气,起阴,去恶血注下,辟蛊毒恶鬼不祥,安心气,常不厌寐。生川谷。

常见不同版本"经文"断句等情况

清·黄奭辑本: 羚羊角咸寒主明目益气起阴去恶血注下辟蛊毒恶鬼不祥安心气常不厌生川谷。

曹元宇辑注本: 羚羊角,味咸寒。主明目益气起阴,去恶血注下,辟蛊毒恶鬼不祥,安心气,常不魇寐。久服强筋骨轻身。生川谷。

沈连生辑本: 羚羊角,味咸,寒,无毒。主明目,益气,起阴,去恶血,注下,辟蛊毒,恶鬼,不祥,安心气,常不魇寐。久服强筋骨,轻身。生川谷。

尚志钧校点本: 零羊角,性咸寒。主明目,益气,起阴,去恶血注下,辟蛊毒,恶鬼不祥,安心气,常不魇寐。久服强筋骨轻身。生川谷。

羚羊角,味鹹寒。主明目,益氣,起陰,去惡血注下,辟蠱毒惡鬼不祥,安心氣,常不厭寐。生川穀。

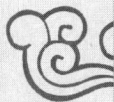

本经要义

麢：通羚；也通零。《现代汉语全功能辞典》：麢，líng，古同"羚"。《康熙字典》：音麢。《说文》：麢，大羊而细角。《玉篇》："麢羊也，角入药。"《尔雅·释兽》：麢，大羊。

主明目：肝火上炎，则目赤肿痛，翳障生，视物不清。羚羊角，清热解毒，清肝明目。

羚羊补肝散（《张氏医通》卷十五方）：羚羊角三两，人参三两，茯苓二两，防风二两，细辛、玄参、车前子、黄芩、羌活各一两，共为细末，每服二钱，食后米汤送下，治疗肝风内障碍。

羚羊羌活汤（明·傅仁宇《审视瑶函》卷五方）：黄芪二两，炙甘草一两，羚羊角（锉末）、羌活、黄芩、山茱萸、车前子、炮附子、人参、青葙子、决明子、泽泻、秦艽、柴胡各一两五钱，共为粗末，每服五钱，水二盅，煎至八分，不拘时温服，治疗肝肾俱虚，眼见黑花。

《本经》故言：羚羊角，主明目。

益气：现有文献中，未曾见到有关羚羊角有益气的临床报道，但从下文之"起阴"作用，即补阴作用。从中医药理论上理解：羚羊角性寒，味咸，主入肝经；肝肾同源，共主筋骨，久服则能"强筋骨而轻身"，故有益气之说。

起阴：即补阴。

去恶血注下：热邪煎熬阴血，则血滞成瘀；羚羊角性寒，具有清热凉血之功，对于血热之出血症具有很好的清热凉血止血作用。故言："去恶血注下"。羚羊角在温病血分热证中最为常用。如羚羊角饮（《证治准绳·类方》第三册方）：羚羊角屑、栀子仁、炒苏子各一两，青箱子、炒红蓝花、麦冬、大青、炒大黄各五钱，共为粗末，每服三钱匕，水煎，不拘时服。治血淋，小便结热涩痛。

蛊毒：详见兰草"本经要义"之"蛊毒"条。

恶鬼：古人认为能够伤害人而使人致病的怪异生物；亦指导致人患严重疾病的各种邪气秽气等。

心气：广义，心气泛指心的功能活动；狭义，指心脏推动血液循环的功能。《黄帝内经素问》卷十三·奇病论篇第四十七："病生在肾，名为肾风。肾风而不能食，善惊，惊已心气痿者死。"

心气，某种意义上讲，亦是指心阳。心阳是心气的体现，心气虚则气短,脉弱,心悸,自汗,精神萎靡,心气大虚则伤及心阳,出现寒象,甚则大汗淋漓,四肢厥冷,脉微欲绝等证候。

魇寐:"厌"音 yan,做恶梦,梦惊。后作"魇"。《广韵·琰韵》:"厌,厌寐也。"清·段玉裁《说文解字注·厂部》:"《字苑》云:'厌,眠内不祥也。'俗字作魇。"

"寐",音 mei,睡着之意。《说文·寐部》:"寐,卧也。"段玉裁注:"俗所谓睡着也。"宋·苏轼《王颐赴建州钱监求诗及草书》:"酒阑烛尽语不尽,倦仆立寐僵屏风。"《老残游记·序集自序》:"晨起绁扫,午餐而夜寐。""夜寐"指神志错乱,心神被扰,烦躁不宁,神魂颠倒。常为气血两燔之壮热躁狂,神昏谵语等。

药物解读

《中华人民共和国药典》2015 年版一部收载:羚羊角,为牛科动物赛加羚羊 Saiga tatarica Linnaeus. 的角。

【性味归经】性寒,味咸。归肝、心经。

【功能主治】平肝息风,清肝明目,散血解毒。用于肝风内动,惊痫抽搐,妊娠子痫,高热痉厥,癫痫发狂,头痛眩晕,目赤翳障,温毒发斑,痈肿疮毒。

【药材鉴别要点】

本品呈长圆锥形,略呈弓形弯曲,长 15～33cm,类白色或黄白色,基部呈青灰色。嫩枝对光透视有"血丝",光润如玉,无裂纹,老枝则有细纵裂纹。除尖端部分外,有 10～16 个隆起环脊,间距约 2cm,用手握之,四指正好嵌入凹处。角的基部横截面圆形,直径 3～4cm,内有坚硬质重的角柱,习称"骨塞",骨塞长约占全角的 1/2 或 1/3,表面有突起的纵棱与其外面角鞘内的凹沟紧密嵌合,从横断面观,其结合部呈锯齿状。除去"骨塞"后,角的下半段成空洞,全角呈半透明,对光透视,上半段中央有一条隐约可辨的细孔道直通角尖,习称"通天眼"。质坚硬。气无,味淡。

【饮片鉴别要点】

羚羊角饮片呈纵向极薄片,多卷曲,边缘呈小波状,表面类白色至黄白色,半滑、半透明,有光泽,质坚韧,无臭,味淡。羚羊角粉为乳白色细粉,无臭,味淡。

【拓展阅读——羚羊角鉴别专用术语】

无影纹　特指羚羊角的尖部,其质嫩者可透见红色血丝或紫黑色斑纹。

通天眼　专指羚羊角上部无角塞,中空,对光透视,上半段可见一条细孔道直通角尖。

水波纹　指羚羊角基部,有 10～20 个隆起波状环脊,握之合把,有舒适感,又称谓"合手"。

骨塞　指羚羊角基部内坚硬而质重的角柱。

【拓展阅读——羚羊角常见伪品】

黄羊角　牛科 Bovidae 动物黄羊 Procapra gutturosa Pallas 的角。药材呈长圆锥形而侧扁,较粗短,略向后弯曲,表面灰黄色,较粗糙,不透明,尖端无环嵴。基部断面呈椭圆形,骨塞呈污白色至蜡白色。

藏羚羊角　牛科 Bovidae 动物藏羚羊 Pantholops hodgsoni Abel. 的角。药材长而侧扁,几直上伸,弯度很小,近角尖处稍向前内弯。长约 50～70cm,基部直径约 4～5cm,表面黑色,较平滑而有光泽,可见微细的纵裂纹及浅色纹理,自基部向上有横向等距的环嵴,前方较明显而突出,基部骨塞白色,质沉重,无臭,无味。

青羊角　牛科 Bovidae 青羊 Naemorhedus goral Hardwicke. 的角。药材呈扁平面扭曲的长锥形,向后弯曲,一面较平或略向后内凹,一面凸起,表面棕色至棕黑色,尖端无环嵴,具纵纹或纵裂纹。基部断面呈类三角形,骨塞中空,呈污白色至黄色。质坚硬,气微腥。

绵羊角　牛科动物绵羊 Ovis aries L. 的角,药材呈弓形弯曲的扁圆形,长约 20～30cm,基部直径 5～7cm,黄白色,表面粗糙,不光润,不透明,无血丝。曲节较密且不成环状。骨塞扁圆形。无通天眼特征。有腥臭气,味淡。

【临床药师、临床医师注意事项】

◆ 羚羊角为平肝息风,挽救险证之良药,羚羊数量逐年减少,又属于国家保护动物,羚羊角货少,且价格昂贵。无论是古代还是现代商品中时有伪品出现,一定要注意正品羚羊角的鉴别。

◆ 羚羊角为寒冷镇潜之品,脾虚慢惊风者禁用。

◆ 羚羊角、犀角均能清热定惊止痉,凉血解毒。然羚羊角主入肝经,长于泻肝火,平肝息风而解痉,多用于肝风内动所致惊厥抽搐者,故温热病仅见神昏者,未必即用羚羊角。而犀角主入心经,善清心热、凉血解毒而镇惊,多用于高热神昏、出血发斑者。若神昏而兼见痉厥,当羚羊角、犀角同用。古人云:在肝之病,必用羚羊,亦犹在心之病,必用犀角也。如此可见羚羊角与犀角相伍,诚为治疗热传肝、心二经之良剂。

医籍选论

羚羊角气味咸寒,禀水气也。角心木胎,禀木气也。禀水气而资养肝木,故主明目。先天之气,发源于水中,从阴出阳。羚羊角禀水精之气,故能益肾气而起阴。肝气不能上升,则恶血下注。羚羊角禀木气而助肝,故去恶血注下。羚羊乃神灵解结之兽,角有二十四节,以应天之二十四气,故辟蛊毒恶鬼不祥,而常不魇寐也。

——清·张志聪《本草崇原》

羚羊角气寒味咸无毒,入肾与膀胱二经。主明目者,咸寒以补水,水足则目明也。益者,水能化气也。起阴者,阴器为宗筋而属肝,肝为木,木得烈日而萎,得雨露而挺起。味咸则破血,故主去恶血。气寒则清热,故止注下也。蛊毒为湿热之毒也,咸寒可以除之。辟恶鬼不祥,常不魇寐梦者,夸其灵异通神之妙也。

——清·陈修园《神农本草经读》

羊角气寒,禀天冬寒之水气,入足少阴肾经。味咸无毒,得地北方之水位,入足太阳寒水膀胱经。气味俱降,阴也。膀胱经起于目内眦,气寒可以清火,火清则水足而目明矣。益气者,咸寒益肾气之不足也。起阴者咸寒益肾,肾足则宗筋强也。味咸则破血,气寒则清热,故主恶血注下也。蛊毒,湿热之毒也,咸寒可清湿热,所以主之。羚羊性灵通神,故辟恶鬼不祥,咸寒益肾,肾水足则精明,所以常不魇寐也。

——清·叶天士《本草经解》

羚羊角,味咸、苦,气寒,无毒。专走肝经。解伤寒寒热在肌肤,散温风注毒伏于骨内,安心气、除魇寐惊梦狂越,辟邪气,祛恶鬼。小儿惊痫,产妇败血,皆能治之。此物亦备用,以待变者也。

羚羊角,不可轻用之药,宜于治实症,而不宜于治虚症。或问羚羊角,别本载久服强筋骨,轻身,起阴益气,利丈夫,似乎为强阳助气之品。缪仲醇谓：火热则阴反不能起，而筋骨软。咸寒入下焦，除邪热，则阴自起，气自益，筋骨强，身轻也。仲醇之言，未尝非是，然而羚羊角实不能补虚。仲醇亦因《本草》载有利益之语，故曲为解之云，久服强筋骨轻身，起阳益气，入下焦除热，则阴自起、气自益、筋骨强。实治邪而不补正气，不可误也。终不可据之，以望其滋补也。

——清·陈士铎《本草新编》

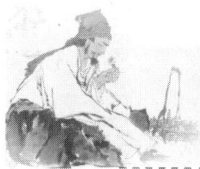

陆英　Luying

【处方用名】陆英——忍冬科 Caprifoliaceae.

【经文】陆英，味苦寒。主骨间诸痹，四肢拘挛疼痛，膝寒痛，阴痿，短气不足，脚肿。生川谷。

本经要义

陆英：《本经》没有形态描述，不知何物。

> ### 陆英本草溯源
>
> 梁·陶弘景《名医别录》："陆英无毒，生熊耳及宛朐。立秋采。"
>
> 宋·苏颂《图经本草》："陆英，生熊耳川谷及宛句。蒴藋①不载所出州土，但云生田野，今所有之。春抽苗，茎有节，节间生枝，叶大似水芹及接骨。春夏采叶，秋冬采根茎，或云即陆英。"
>
> **祝按**：观《图经本草》附图为忍冬科接骨属植物无疑。
>
> 苏颂言蒴藋即陆英，即一药两名。但《名医别录》又另立"蒴藋"条："蒴藋，味酸、

① 蒴藋："藋"zhuo，音濯。《康熙字典》："蒴藋，药草。"《段氏·说文》："堇草也"。

陸英，味苦寒。主骨間諸痹，四肢拘攣疼痛，厀寒痛，陰痿，短氣不足，腳腫。生川穀。

温，有毒。主治风瘙瘾疹、身痒、湿痹，可作浴汤。一名堇草，一名芨。生田野。春夏采叶，秋采茎、根。"说明应是同科同属植物，形态相似，很难区分的两个品种。

唐·苏敬《新修本草》："陆英……生熊耳川谷及冤句，立秋采。此即蒴藋也。后人不识，浪出蒴藋条。此草似芹及接骨花，亦一类，故芹名水英，此名陆英，接骨树名木英，此三英也。花叶并相似。"

祝按：很明显，当时有同属，形态极相似的三种植物，分别称为：水英、陆英、木英。苏敬所言接骨树，可能为忍冬科同属植物血满草，即木英 Sambacus adnata Wall.

明·李时珍《本草纲目》陆英条："陶苏本草、甄权药性论，皆言陆英即蒴藋，必有所据。马志、寇宗奭虽破其说，而无证据，仍当是一物，分根茎花叶用，如苏颂所云也。"

祝按：李时珍据前人经验，认为陆英即蒴藋，并没有亲自采集和辨鉴。但李时珍同时另立"蒴藋"条，其性味、功效均与陆英有别。

苏颂依据苏敬所言："陆英……此叶似芹及接骨花，亦一类，故芹名水英，此名陆英，接骨树名木英，此三英也。花叶并相似。"经本草文献考证和实地调查与采集，三英应为：水英（接骨木）Sambucus williamsii Hance 即本草文献所载蒴藋，陆英 Sambucus chinensis Cindl.，接骨树，即木英 Sambucus adnata Wall. 三种药物原植物形态极相似，主要区别点：陆英，髓部白色；接骨木（蒴藋）髓部淡黄棕色；木英（接骨树）与前两种最大区别点：其茎折断后流出鸡血样汁液，故又名血满草。

骨间诸痹：病证名，指骨痹。"痹"，详见第一集石菖蒲"本经要义"之"痹"项，川芎"本经要义"之"寒痹"，地黄"本经要义"之"血痹"等，可互参。

四肢拘挛疼酸："拘挛"一作痀挛。证名属筋病。

《黄帝内经素问》卷十八·缪刺论篇第六十三："邪客于足太阳之络，令人拘挛背急，引胁而痛。"多因阴血不足，风寒湿热侵袭以及瘀血留滞所致。其状四肢牵引拘挛，活动不能自如。又称拘急。

《黄帝内经素问》卷二十一·六元正纪大论篇第七十一："民病寒湿，腹满身䐜愤胕肿,痼逆寒厥拘急。"

"拘急",证名。指肢体牵引不适或自觉紧缩感,以至影响活动。多见于四肢、两胁及小腹,属筋病。多因六淫外邪伤及筋脉,或血虚不能养筋所致。两胁拘急,多因肝气失于条达疏泄,经络不得通利所致。

"疼",一是指"痹证"。《释名·释疾病》:"疼,痹也,气疼疼然烦也。""疼"字,与冬、与水有关。《说文》:"痹,湿病也。"二是指"痛"。

《广雅·释诂二》:"疼,痛也。"《灵枢·刺节邪》:"寒胜其热,则肉痛骨枯。"《三国演义》第十五回:"时关公本是臂疼,恐慢军心,无可消遣,正与马良奕棋,闻有医者至,即召入。"

"酸",通"痠"。疼痛。《释名·释疾病》:"酸,逊也,逊遁在后也,言脚疼力少,行遁在后,似逊遁者也。"毕沅疏证:"此借为酸痛意。"《广雅·释诂二》:"痠,痛也。"清·王念孙疏证:"痠字通作酸。"《黄帝内经素问》卷十四·长刺节论篇第五十五:"病在骨,骨重不可举,骨髓酸痛,寒气至,名曰骨痹。"

"疼酸",即疼痛证。

郄寒痛:"郄"通"膝"。"寒",病因六淫之一。寒属阴邪,易伤阳气。寒邪外束,与卫气相搏,阳气不得宣泄,可见恶寒,发热,无汗等证。寒气侵入阻滞气血活动,成为痛证原因之一。指双膝因受寒邪而致之疼痛。《黄帝内经素问》卷十二·痹论篇第四十三:"痛者,寒气多也,有寒故痛也。"

阴痿:即阳痿。指男子未到性功能衰退时期,出现阴茎不举或举而不坚,不久的病证。多因房劳过度,命门火衰所致;亦有因肝肾虚,心脾受损,惊恐不释,抑郁伤肝所致者;因精气虚寒,命门火衰,常伴滑精,腰酸肢冷,脉沉细等。《景岳全书》卷三十·杂证谟·阳痿:"阴器不用伤于内则不起,伤于寒则阴缩,人伤于热则纵挺不收。凡男子阳痿不起,多由命门火衰,精气虚冷,或以七情劳倦损伤,生阳之气多致此证,亦有湿热炽盛以致宗筋弛纵,而为痿弱者譬以暑热之极,则诸物绵萎。凡思虑焦劳,忧郁太过者多致阳痿……"

短气不足:"短气",病症名,即呼吸短促而不相接续之意。可见于很多疾病之过程中,有虚寒之分。实证多突然发病,拌有胸腹胀满,呼吸声粗,多为痰、食内阻,影响气机升降所致;虚证多属久病,声低息微,形疲神倦,多由于元气虚损所致。明·李中梓在其《医宗必读》中云:"短气者,呼吸虽急而不能接续,似喘而无痰声,亦不抬肩,但肺壅而不下。""短气不足",即呼吸之气不足。

脚肿：水肿病常症状。下肢水肿。多因水湿下注于肾所致。治宜辨别阴阳虚实,调治肾气为要。

药物解读

《中药大辞典》收载:为忍冬科接骨木属植物陆英的茎叶。

【性味归经】味甘,微苦,性平。

【功能主治】祛风除湿,舒筋活血。主治风湿痹痛,中风偏枯,水肿,黄疸,癥积,痢疾,跌打损伤,产后恶露不行,风疹,丹毒,扁桃体炎,乳痈。

【药材鉴别要点】

茎具细纵棱,呈类圆柱形而粗壮,多分枝,直径约1cm。表面灰色至灰黑色。幼枝复叶,小叶2~3对,互生或对生;小叶往纸质,易破碎,多皱缩,展平后呈狭卵形至卵状披针形,先端长渐尖,基部钝圆,两侧不等,边缘有细锯齿。鲜叶片揉之有臭气。气微,味微苦。

医籍选论

蒴藋,味酸,微凉,入足厥阴肝经。行血通经,消瘀化凝。《金匮》王不留行散方在王不留行。用之治病金疮,以其行血而消瘀也。蒴藋辛凉清利,善行凝瘀,而通血脉。其诸主治,疗水肿,逐湿痹,下癥块,破瘀血,洗隐疹风瘙,敷脚膝肿痛。七月七日采细叶,阴干百日用。

—— 清·黄元御《长沙药解》

能挡风毒,脚气上冲,心烦闷绝。主水气虚肿,风瘙皮肤肌恶痒,煎取汤入少洒,可浴之。

—— 唐·甄权《药性论》

祛风除湿,舒筋活血。主治风湿痹痛,中风偏枯,水肿,黄疸,癥积,痢疾,跌打损伤,产后恶露不行,风疹,丹毒,疥癞,扁桃体炎,乳痈等。

—— 《中药大辞典》

治腰背痛独活寄生汤,夫腰背痛者,皆犹肾气虚弱,卧冷湿地当风所得也……取蒴藋叶火燎,厚安席上,及热眠上,冷復燎之。冬月取根,春取茎熬卧之佳。其余薄熨,不及蒴藋蒸也……"

—— 唐·孙思邈《备急千金要方》

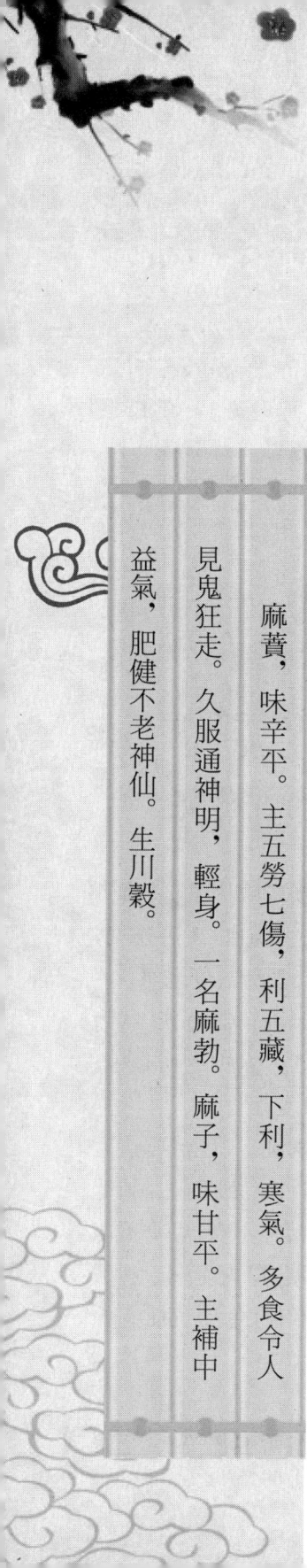

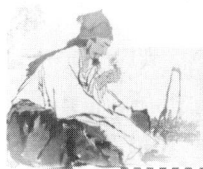

麻蕡　Mafen

【处方用名】麻蕡——桑科 Moraceae.

【经文】麻蕡,味辛平。主五劳七伤,利五脏,下利,寒气。多食令人见鬼狂走。久服通神明,轻身。一名麻勃。麻子,味甘平。主补中益气,肥健不老神仙。生川谷。

本经要义

麻蕡:"蕡"音 fen。一是,指杂草的香气。《说文·艸部》:"蕡,杂草香。"段玉裁注:"當作襍①草香。"二是,《汉语大辞典》解读为:大麻的籽实、俗称麻子。也作"黂""莔"。《礼记·内则》:"菽、麦、蕡、稻、黍、粱。"陆德明释文:"蕡,字又作黂,大麻子。"又指麻。清·段玉裁《说文解字注·艸部》:"麻实名莔,因之麻亦名莔。《草人》用蕡。"

祝按:《汉语大字典》将麻蕡注解为大麻的种子,即大麻子,值得深究。因《本经》经文同时记载"麻子"。

> **麻蕡本草溯源**
>
> 麻蕡,古称火麻、牡麻、麻勃、集麻等。
> 《本草经集注》:"麻蕡……一名麻勃,此麻花上勃勃者,七月七日采。麻蕡即牡麻,

① 襍:通"杂"。

麻蕡,味辛平。主五劳七伤,利五藏,下利,寒气。多食令人见鬼狂走。久服通神明,轻身。一名麻勃。麻子,味甘平。主补中益气,肥健不老神仙。生川穀。

牡麻则无实，今人作布及履用之。"

祝按："牡"即雄性，牡麻即指大麻雄株，雄花不结实。陶氏所言，是指桑科植物火麻仁的雄花花序，不育子。很明显不是指雌花所结子也。并单独另立条："麻子"，即现今"火麻仁"。

宋·苏颂《图经本草》："麻蕡、麻子，生泰山川谷。今处处有，皆田圃所莳。绩其皮以为布者麻蕡，一名麻勃，麻上花勃勃者，七月七采。麻子九月采，入土者不用。陶隐居以麻蕡为牡麻，牡麻则无实。"

祝按：七月七采者，为雄花花序，不结果实，九月采者为雌花所结之果实，且告诫后人，掉下地上者不可用。

唐·苏敬《新修本草》云："蕡，即麻实，非花也。"让人费解，可能是古人不知大麻为雌雄异株所然也。《本经》言：麻蕡、麻子，性味功效有别。

经本草文献考证，麻蕡应是大麻雄株的花穗，或指雌花的幼嫩果穗；而麻子则是雌株的成熟果实，即现今之"火麻仁"。

五劳：有三义。

其一，指久视、久卧、久坐、久坐、久行五种过度劳损致病因素。《黄帝内经素问》卷七·宣明五气篇第二十三："五劳所伤：久视伤血，久卧伤气，久坐伤肉，久立伤骨，久行伤筋，是谓五劳所伤。""劳"，指疲劳过度之意。

其二，指志劳、思劳、心劳、忧劳、瘦劳（又称疲劳）五种情志劳伤。《诸病源候论》卷三·虚劳病诸侯·虚劳候："夫虚劳者，五劳六极七伤是也。五劳者，一曰志劳、二曰思劳、三曰心劳、四曰忧劳、五曰瘦劳"。

其三，指肺劳、肝劳、心劳、脾劳、肾劳五脏劳伤之病证。《证治要诀》："五劳者，五脏之劳也。"《诸病源候论》卷三·虚劳病诸侯·虚劳候："肺劳者，短气而面肿，鼻不闻香臭。肝劳者，面目干黑口苦，精神不守，恐畏不能独卧，且视不明。心劳者，忽忽喜忘，大便苦难，或时鸭溏，口内生疮。脾劳者，舌本苦直，不得咽唾。肾劳者，背难以俛仰，小便不利，色赤黄而有馀沥，茎内痛，阴湿囊生疮，小腹满急。"

七伤：病证名。有三义。

其一，指食伤、忧伤、饮伤、房室伤、饥伤、劳伤、经络营卫伤等。《金匮要略》上卷·血痹虚劳病脉证并治第六:"五劳虚极,羸瘦腹满,不能饮食,食伤、忧伤、饮伤、房室伤、饥伤、劳伤、经络营卫伤,内有干血,肌肤甲错,两目黯黑,缓中补虚,大黄䗪虫丸主之。"

其二,指男子肾气亏损的七个症状。《诸病源候论》卷三·虚劳病诸候·虚劳候:"七伤者,一曰阴寒,二曰阴萎,三里急,四曰精连连①五曰精少,阴下湿,六曰精清②,七曰小便苦数,临事不卒③。"

其三,指七种劳伤的病因。《诸病源候论》卷三·虚劳病诸候·虚劳候:"一曰大饱伤脾脾。脾伤、善噫、欲卧、面黄;二曰大怒气逆伤肝。肝伤,少血目拽;三曰强力举重,久坐湿地伤肾。肾伤少精,腰背痛,厥逆下冷;四曰形寒,寒饮伤肺。肺伤少气,咳嗽,鼻鸣;五曰忧愁思虑伤心。心伤,苦惊喜忘,善怒;六曰风雨寒暑伤形。形伤,发肤枯夭。七曰大恐惧,不节伤志。志伤,恍惚,不乐。"

利五藏:"藏"是指胸腹腔内那些组织充实,并能贮存、分泌或制造精气的脏器。"五藏",即指心、肝、脾、肺、肾五个脏器的合称。《黄帝内经素问》卷三·五脏别论篇第十一:"所谓五脏者,藏精气而不泻也,故满而不能实。"《黄帝内经灵枢》卷七·本脏第四十七:"五脏者,所以藏精神血气魄魂者也。"中医脏象学说,五脏是人体生命活动的中心,精神意思活动分属于五脏,加上六腑的配合,把人体表理的组织器官联系起来,构成一个统一的整体。

下利:病症名。"利"通"痢"。古代泄泻滞下证的通称。古代医药文献对痢疾与泄泻的统称。后作"痢"。《伤寒论》卷三·辨太阳病脉证并治法第六:"太阳与阳明合病者,必自下利,葛根汤主之。"《资治通鉴·陈宣帝太建十三年》:"帝尝④合止利药,须胡粉一两。"胡三省注:"泄泻不禁者曰利。"

寒气:"寒",病因六淫之一。寒属阴邪,易伤阳气,寒邪外束,与卫气相搏,阳气不得宣泄,可见恶寒、发热、无汗等。《黄帝内经素问》卷九·热论篇第三十一:"今夫热病者,皆伤寒之类也……人之伤于寒也,则为热病。"寒气侵入,阻滞气血活动,成为痛证原因之一。《黄帝内经素问》卷十二·

---

① 精连连:精易滑出。
② 精清:精气清冷,精液稀薄。
③ 小便苦数,临事不卒:小便频数,淋沥不断,或尿中断。
④ 尝:尝同"甞",读旨。

痹论篇第四十三：“寒气胜者为痛痹，痛者，寒气多也，有寒故痛也”。

见鬼狂走：详见羚羊角“本经要义”辟蛊毒恶鬼不祥，安心气，常不厌寐；巴豆“本经要义”除鬼毒蛊注邪物等，可互参。

久服通神明，轻身：为道家思想，详见兰草“本经要义”久服轻身、不老，通神明可互参。

药物解读

《**中药大辞典**》收载：麻蕡，为桑科大麻属植物大麻 Cannabis sativa L. 的雄花序及幼嫩果序。

【**性味归经**】性平，味辛。归肝、脾、胃经。

【**功能主治**】祛风除湿，止痛，镇惊。用于治疗痛风、痹证、癫狂、失眠、咳喘等。

内服用量：汤剂 1～3g。散剂 0.1～1g。

【**拓展阅读**】

2015 年在广西凤山召开的全国中药临床药学与经方高级研修班，凤山县人民政府全面介绍了凤山和周边地区，人们祖祖辈辈食用大麻籽、花叶，及龙葵草情况。广西凤山县是全国有名的“长寿村”“长寿乡”“长寿县”。老百姓把火麻仁，幼苗、叶、花序，以及龙葵苗每天当菜吃；把火麻仁和火麻仁所榨的油作为一日三餐必用之品。不吃青油，不吃猪油。这和本草文献记载“主补中益气，久服肥健不老”吻合。李时珍则认为：“麻蕡善治健忘”亦相论。提示我们，对于《本经》记载之有关药物功效要进行重新认识和研究。

医籍选论

麻勃，一名麻华[①]。雷公：辛，无毒。畏牡厉。

　　　　　　　　　　　　　　　　　　——魏·吴普《吴普本草》

麻蕡，味辛，平。有毒。主五劳七伤，利五脏，下血寒气，破积，止痹，散脓。多食令人见鬼狂走，久服通神明，轻身。一名麻勃，此麻花上勃勃者，七月七日采，良。

　　　　　　　　　　　　　　　　　　—— 五代·韩保昇《蜀本草》

---

① 华：通“花”。麻华，即麻花，应指大麻之雄花。

麻蕡即牡麻,牡麻则无实,今人作布及履用之。麻勃,方药亦少用,术家合人参服之,令逆知未来事。其子中仁,合丸药并酿酒,大善,而是滑利性。麻根汁及者饮之,亦主瘀血、石淋。

——梁·陶弘景《本草经集注》

麻勃一名麻花,味辛无毒。麻蓝一名麻蕡,一名青葛,味辛甘有毒,麻叶有毒,食之杀人。麻子中仁无毒,先藏地中者,食之杀人。据此说则麻勃是花,麻蕡是实,麻仁是实中仁也……神农本经以花为蕡。

——明·李时珍《本草纲目》

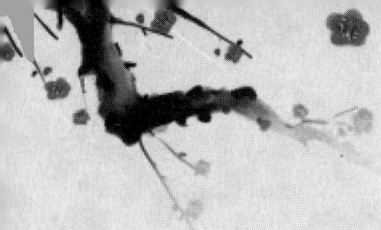

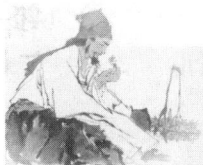

麻子　Mazi

麻子，味甘平。主補中益氣，肥健不老神仙，生川穀。

【处方用名】火麻仁——桑科 Moraceae.

【经文】麻子，味甘平。主补中益气，肥健不老神仙，生川谷。

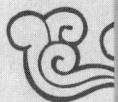

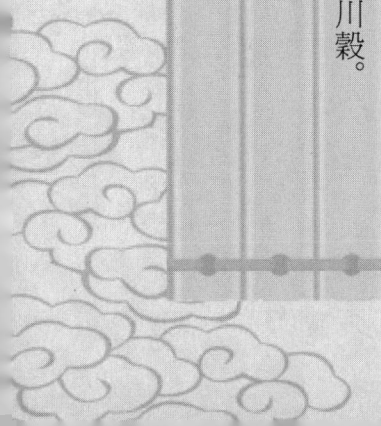

麻子，原附麻蕡项中。尚志钧校点本《神农本草经》则将麻蕡和麻子单独分别列条。

麻蕡，味辛，平。主治五劳七伤，利五脏，下血寒气，多食令人见鬼狂走。久服通神明，轻身。一名麻勃。

麻子，味甘，平。主补中益气，久服肥健不老。生川谷。

本经要义

补中益气，肥健不老神仙：经文所言，与现代教科书和《药典》所载"润肠通便。用于血虚津亏，肠燥便秘"，差异较大。经本草文献考证：历代医、药文献均认为，火麻仁是一味补益、健身、养颜等药食两用药物。

《图经本草》载："葛洪主消渴，以秋麻子一升，水三升，煮三、四沸，饮汁不过五升便差……《箧中方》单服大麻人（仁）酒治骨髓风毒疼痛，不可运动者，取大麻人（仁）水中浸取沉者一大升，漉出暴干……日服一帖，药尽全美，轻者，只于四、五帖则见效。大抵甚者不出十帖必失所苦耳。其效不可胜记。"

《本草纲目》："麻仁。甘、平，无毒。主治补中益气。久服，肥健不老，神仙。治中风汗出，逐水气，利小便，破积血，复血脉，乳妇产后余疾。沐发，长润。下气，去风痹皮顽，令人心欢。炒香，浸小便，绞汁服之。妇人倒产，吞二十枚即正。润五脏，利大肠风热结燥及热淋。补虚劳，逐一切风气，长肌肉，益毛发，通乳汁，止消渴，催生难产。取汁煮粥，去五脏风，润肺，治关节不通，发落。利女人经脉，调大肠下痢。涂诸疮癣，杀虫。取汁煮粥食，止呕逆。"

麻子入药品种与入药部位文献记载情况

《名医别录》："麻子，无毒。主治中风汗出，逐水，利小便，破积血，复血脉，乳妇产后余疾，长发，可为沐药，久服神仙。九月采。入土中者贼人。生太山。"

祝按： 与《本经》相同，未有形物形态描述，且所载麻子文字内容出入较大。

《本草经集注》："麻子，味甘，平，无毒。主补中益气，久肥健不老，治中风汗出，逐水，利小便，破积血，复血腹，乳妇产后余疾，长发，可为沐药。久服神仙。九月采。入土中者贼人。生太山川谷。畏牡蛎、白薇、恶茯苓。"

《吴普本草》："麻子中仁，神农、岐伯：辛。雷公、扁鹊：无毒。不欲牡蛎、白薇。先藏地者，食杀人。"

麻蓝，一名麻蕡，一名青羊，一名青葛。神农：辛。岐伯：有毒。雷公：甘。畏牡蛎、白薇。叶上有毒。食之杀人。

麻勃，一名麻华（花）。雷公：辛，无毒。畏牡蛎。

祝按： 吴普所言"麻子中仁"，系指火麻仁之种仁，不是指带壳火麻籽。麻蓝，即麻蕡，系指火麻籽果实，而麻勃，则是指火麻（大麻）之花，或花序。"叶上有毒"是指大麻之叶子，并非指火麻仁有毒，而后人误载火麻仁有毒。《本草纲目》中，李时珍明确指出：火麻仁有毒是指火麻籽的壳，火麻仁（种仁）无毒。

《图经本草》："麻蕡、麻子，生泰山川谷。今处处有，皆田圃所莳①。绩其皮以为布者麻蕡，一名麻勃，麻上花勃勃者，七月七日采。麻子九月采，入土者不用。陶隐居以麻蕡为牡麻，牡麻则无实。苏恭以蕡即实，非花也。"

---

① 莳：读 shi，移栽，分种之意。《齐民要术·种谷楮》："移栽者，二月莳之。"

祝按: 从所附药图,为桑科植物大麻无疑。采收时间:七月七日正是花盛开时期,此时采收者为麻勃,即花序。九月所采,果实已成熟,称之"麻子",即现今"火麻籽",俗称"火麻仁"。

《新修本草》: "麻蕡即牡麻,牡麻则无实,今人作布及履用之。麻勃,方药亦少用,术家合人参服之,令逆知来事。其子中人,合丸药并酿酒,大善,而是滑利性。麻根汁及煮饮之,亦主瘀血、石淋。"

祝按: "牡",古指雄性的兽类,引申为雄性的。《说文·牛部》:"牡,畜父也。"《广雅·释兽》:"牡,雄也。"《集韵·姥韵》:"牡,雄禽曰牡。""牡麻",即指大麻之雄株。"牡麻则无实",是说雄株火麻只开花不结实也。

《本草纲目》 在大麻项:"释名:火麻、黄麻、汉麻。雄者名枲麻,牡麻;雌者名苴麻、荸麻。花名麻蕡,麻勃。"李时珍:"大麻即今火麻,亦曰黄麻。处处种之,剥麻收子有雌有雄,雄者为枲,雌者为苴……麻勃一名麻花,味辛无毒。麻蓝一名麻蕡,一名青葛,味辛甘有毒。麻叶有毒,食之杀人。麻子中仁无毒,先藏于地中者,食之杀人。"

祝按: 第一,《本经》所载"麻子"即现今大麻的果实,习称"火麻仁"。第二,李时珍明确指出:麻子带壳者有毒,是其壳有毒,仁无毒。火麻仁系大麻籽之种仁。严格说来,现代临床用火麻仁,应去壳,只用其仁。

药物解读

《中华人民共和国药典》2015年版收载:火麻仁,为桑科植物大麻Cannabis sativa L. 的干燥成熟种子。

【性味归经】 性平,味甘。归脾、胃、大肠经。

【功能主治】 润肠通便。用于血虚津亏,肠燥便秘。

【药材鉴别要点】

本品呈卵圆形,直径2.5~4mm。表面灰绿色或灰黄色,有光泽,表面有微细的白色或棕色网纹,两边有棱,顶端略尖,基部有一圆形果梗痕。果皮薄而脆,易破碎。种皮绿色,子叶2,乳白色,富油性。气微,味淡。

【拓展阅读——关于火麻仁名称解读】

火麻仁名称意义有两解。

第一，即《药典》收载名称和人民大众化认识所指，大麻的干燥成熟种子，并不是真正意义的"火麻仁"。

第二，系指大麻成熟种子，去掉外壳后之种仁。即古代文献中之"麻仁"。

《中华人民共和国药典》法定炮制方法："火麻仁，除去杂质及果皮（注意：果皮和种皮是有区别的）。"炒火麻仁，取净火麻仁（除去果皮后的麻仁），照清炒法炒至微黄色，有香气。不是火麻仁果实之炒制品。但目前绝大多数饮片企业和医院药房所用炒火麻仁，实际上是火麻仁果实的炒制品。

李时珍认为：火麻仁果实外壳（果皮）有毒，麻仁无毒，其临床意义可想而知。因代外壳火麻仁多服易使人致幻。

【拓展阅读——仲景之火麻仁应用解读】

◆ 仲景用火麻仁为去壳生麻仁

《伤寒论》卷五·辨阳明病脉证并治法第八之麻仁丸（麻子仁二升，芍药半斤，枳实半斤，炙。大黄一斤，去皮。厚朴一斤，杏仁一斤）所用麻仁是指去壳生麻仁，非今之带果皮火麻仁，因张仲景用药最讲究修治（炮制），未角注者均指生品。

仲景麻仁丸，以之为君药，治疗小便数，大便硬之脾约证，不单是今之《药典》所言：润肠通便。

正如清·周岩所言："仲景麻仁丸证，是脾受胃强之累约而不舒。于是脾不散精于肺，肺之降令亦失；肺与脾胃俱困而便何能下。麻仁甘平滑利，柔中有刚，能入脾滋其阴津，化其燥气。但脾至于约，其中之坚结可知。麻仁能扩之不能破之，芍药（赤芍）乃脾家破血中之气药，合施之而脾其庶几不约矣乎。夫脾约由于胃强，治脾焉得不兼治胃。胃不独降，有资于肺，肺亦焉得不顾。故又佐以大黄枳朴攻胃，杏仁抑肺。病由胃生，而以脾约标名者，以此为太阳阳明非正阳阳明也。兼太阳故小便数，小便数故大便难，治法以起脾阴化燥气为主。燥气除而太阳不治自愈。故麻仁为要药。"正如《本经疏证》所言："其在麻仁丸，与芍药同用，则以芍药善破阴结，布阳气；麻仁善行阳滞，布阴气也。"

◆ 仲景用火麻仁之方

炙甘草汤：甘草四两，炙，生姜三两，切，桂枝三两，去皮，人参二两，生地黄一斤，阿胶二两，麦门冬半斤，去心，麻子仁半升，大枣十二枚，擘。

（《伤寒论》卷四·辨太阳病脉证并治法第七）

方中麻仁，亦是指生品净麻仁，其方中麻仁作用：滋阴补血，以养心阴。

麻仁丸：麻子仁二升，芍药半斤，枳实半斤，炙。大黄一斤，去皮。厚朴一斤，杏仁一斤。（《伤寒论》卷五·辨阳明病脉证并治法第八之）。

【临床药师、临床医师注意事项】

现代教科书载：火麻仁，润肠通便。从传统中医理论认识，这不是麻仁的重要功效。现代教科书和《药典》记载火麻仁之功效不完全，误导后学者对火麻仁的认识。

如唐·孟诜《食疗本草》言：治大小便不通，发落，破血，不饥，能寒。取（麻子仁）煮粥，去五藏风，润肺，治关节不通，发落，通血脉，治气。

研麻子汁，沐发即生长。

治消渴：麻子仁一升捣，水三升，煮三、四沸，去渣冷服半升，日三、五日即愈。

麻子仁一升，白羊脂七两，蜡三两，白蜜一合，和杵，蒸食之。不饥。

另：麻子仁配伍白芷、益母草、旋覆治皮㾴，极佳。

医籍选论

大麻，《本经》上品。《救荒本草》谓之山丝，苗、叶可食。一名火麻。雄者为枲，又曰牡麻；雌者为苴麻。花曰麻蕡。又曰麻勃、麻仁，为服食药。叶、根、油皆人用……"

——清·吴其濬《植物名实图考》

火麻仁。《神农本草经》称"麻子"，收载于麻蕡项下，列为上品。有润燥通便，补虚功能。用于老人，妇女产后血虚津亏，大便秘结，以及各种原因引起的便秘，肺气肿，胆石症，胆道蛔虫，高血压，口歪斜等。

——肖培根《新编中药志》

麻仁，麻子去壳曰仁。味甘，平，无毒。主补中益气，久服，肥健不老，神仙。治中风汗出，逐水气，利小便，破积血，复血脉，乳妇产后余疾，沐发，长润。炒香，浸小便，绞汁服之，令人心欢。妇人倒产，吞二七枚即正。润五脏，利大肠热结燥。男子多食，滑精气，痿阳气，妇人多食，即发带疾。

——明·李东垣《食物本草》

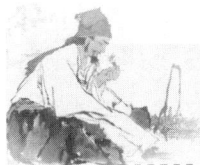

女青　Nvqing

【处方用名】五香藤、鸡矢藤——茜草科 Rubi-aceae.

【经文】女青，味辛平。主蛊毒，逐邪恶气，杀鬼温疟，辟不祥。一名雀瓢。

本经要义

女青：《本经》所载女青，没有植物形态描述，不知是何种药物。

女青本草溯源

梁·陶弘景《本草经集注》云：女青，平，有毒。主治蛊毒，逐邪恶气，杀虫，温疟，辟不祥。一名雀瓢。蛇衔根也，生朱崖。八月采，阴干。注解：若是蛇衔根，不应独生朱崖。世用草叶，别是一物，为详熟是，术云带此屑一两，则疫疠不犯，弥宜识真者。

祝按：陶弘景同样未说明具体是什么植物，只是说明药用部位是茎叶，不是根，且女青与蛇衔是两种药物。

《新修本草》在女青条："此草，即雀瓢也，叶似萝藦，两叶相对。子似瓢形，大如枣许，故名雀瓢。根似白薇，生平泽。茎、叶并臭。

女青，味辛平。主蛊毒，逐邪恶氣，殺鬼溫瘧，辟不祥。一名雀瓢。

其蛇衔根，都非其类。又《别录》云：叶嫩时，似萝藦，圆端大茎，实黑，茎、叶汁黄白，亦与前说相似。若是蛇衔根，何得苗生益州，根在朱崖，相去万里余也？《别录》云：雀瓢白汁，主虫蛇毒，即女青苗汁也。"

祝按：从以上文字可以肯定是两种药物：一是萝藦科 Aselepiadaceae 鹅绒藤属 Cynanchum 植物；另一种是茜草科 Rubiaceae 鸡矢藤 Paederia 植物。两叶相对，茎、叶汁黄白，茎、叶并臭应是鸡矢藤特征。

《质问本草》载：斑鸠飰①（fan，饭的古字），女青，主屎藤。春时宿根生叶，作蔓，有臭气，夏开花，结实至秋熟，俗名斑鸠飰。敷治无名肿毒。

祝按：从文字述药和所附药图，为茜草科植物鸡矢藤，又名五香藤 Paederia scandens（Lour.）Merr. 主屎藤即为鸡屎藤的别称，鸡屎藤即鸡矢藤。

《中国医学大辞典》载：女青，湿草类，本经下品。形态：蔓生，茎汁有臭气，叶为卵形或长椭圆形，对生。夏月叶腋之间，开白花。

祝按：上文亦是对鸡矢藤的描述。

《图经本草》在蛇含条云："蛇含，生益州山谷……又下有女青条云：蛇衔根也，朱雀崖。陶隐居、苏恭皆认为，若是蛇衔②根，不应独生朱崖。或云是雀瓢③，即萝藦之别名。或云二物同名，以相类故也。医家鲜用，亦稀识别，故但附著于此。"

祝按：苏颂也不清楚女青是何物，但有一点可以肯定，即不是蔷薇科植物蛇含，亦不是萝藦科植物，只能是茜草科植物。

赵学敏在"臭藤根"条云：此草二月发苗，蔓生地上，不在树间，系草藤也。叶对生，与臭梧桐叶相似。六七月开花，粉红色，绝牵牛花，但口甚放开。搓叶嗅之，有臭也，未知正名何物，人因其臭，故名

---

① 飰：fan，饭的古字。

② 蛇衔：有两解：①蔷薇科植物蛇含委陵草 Potenilla kleiniana Wight. et Arr.②蔷薇科植物蛇莓 Duchesnea indica（Andr.）Frocke.

③ 雀瓢：有两解①萝藦科植物蔓生白薇 Cynanchum thesioides（Freyr.）K. Schum. var. australe（Maxim.）Tsiang. et. P. T. Ci.②萝藦科植物萝藦 Metaplexis japonica（Thunb.）Makino.

臭藤。其根入药，本年者细小，二、三年者大如莱菔，可用。李氏草秘云：臭藤一名却草，对叶延蔓，极臭，煎洗退足诸风寒湿痛，拘挛不能转舒，如神。汪氏药录：臭蒲萄①蔓延而生，子如蒲萄而臭，治风。又云：野蒲萄气重味臭，功能败肠胃之痛。

祝按：经实地采集考察，赵氏所述为茜草科植物鸡矢藤。

经本草文献考证和实地采集调查，女青拟定为现今茜草科植物鸡屎藤，处方用名：鸡矢藤，五香藤。

蠱毒："蠱"，读 gu，为蛊的繁体字。蛊毒有三义。

其一，表腹内中虫食之毒。《说文·蠱部》："蠱，腹中蠱也"。段玉裁注："中蠱皆读去声……腹虫蠱者，谓腹内中蠱食之毒也，自外而入，故曰中；自内而蚀，故曰蠱，此与虫部腹中长蠱，腹中短蠱读异。"

其二，中医古籍中一种人工培养的虫毒。《周礼·秋官·庶氏》："庶氏掌除毒蠱。"郑玄注："毒蠱，蠱物而病害人者。"

其三，指伤寒人的热毒恶气。"蠱毒"，即蛊毒。中医病名，出自晋·葛洪《肘后备急方》卷七·治中蠱毒方第六十三。《诸病源候论》卷二十五·蛊毒等病诸侯上凡九论·蛊毒候："凡蛊毒有数种，皆是变惑之气，人有故造作之，多取虫蛇之类，以器皿盛贮，任其自相噉食，唯有一物独在者即谓之为蛊。便能变惑，随逐酒食，为人患祸，患祸于佗则蛊主吉利。所以不羁之徒，而畜事之。又有飞蛊去来无由渐状如鬼气者，得之卒重。凡中蛊病，多趋于死，以其毒害势甚，故云蛊毒。"

巢元方将蛊毒分为：蛊毒候，蛊吐血候，蛊下血候，氐羌毒候，猫鬼候，野道候，射工候，沙虱候，水毒候等。

祝按：蛊毒病多因感染变惑之气，或中蛊毒所致，其症状复杂，变化不一，病情一般较重。蛊毒可见于一些危急重病证，羌虫病，急慢性血吸虫病，重症肝炎，肝硬化，重症菌痢，阿米巴痢疾等。

逐邪恶气："邪"，又称谓"邪气"。邪气有三义。

其一，指与人体正气相对而言，泛指各种致病因素及病理的损害。

---

① 蒲萄：蒲萄《名实图考》又名葡萄，为葡萄科植物 Vitis vinifera L.

其二，系指风、寒、暑、湿、燥、火六淫和疫疠之气等从外侵入的致病因素，故又称"外邪"。"恶气"：一指病邪，泛指六淫或疫疠之气。《黄帝内经素问》卷一·四气调神大论篇第二："恶气不发，风雨不节，白露不下，则菀槁不荣。"

其三，指病理性产物。《黄帝内经灵枢》卷九·水胀第五十七："寒气客于肠外，与卫气相搏，气不得荣，因有所系，癖而内著，恶气乃起，息肉乃生……"此段经文指的是因气血阻滞而产生瘀浊的一种病理性产物。"逐邪恶气"，系指鸡矢藤有治疗以上疾病的功效。

杀鬼："鬼"泛指导致严重疾病的邪气。"鬼"，古人认为凡能够伤害人而使人致病的怪异生物，亦指导致人患严重疾病的邪气。

温疟：其意有二。

其一，指疟疾病之一。《黄帝内经素问》卷十·疟论篇第三十五："寒者阴气也，风者阳气也，先伤于寒而后伤于风，故先寒而后热也，病以时作，名曰寒疟。帝曰：先热后寒者何也？岐伯曰：此先伤于风而后伤于寒，故先热后寒也，亦以时作，名曰温疟。但热不寒者，阴气先绝，阳气独发，则少气烦冤，手足热而欲吐，名曰瘅疟。"《金匮要略》卷上·疟病脉证并治第四："温疟者，其脉如平，身无寒但热，骨节疼烦，时呕，白虎加桂枝汤主之。"

其二，又指疫病的一种。明·吴有可《瘟疫论·温疟》："凡疟者，寒热如期而发，余时脉静身凉，此常疟也。治疟法治之。设传胃者，必现里证，名曰温疟，以疫法治之者生，以疟法治者死。"

辟不祥："祥"，此处指吉凶之征兆，各种病邪的侵袭。五代·徐锴《说文系传·示部》："祥，祥之言详也。天欲降以祸福，先以吉凶之兆，详审告悟之也。"清·段玉裁《说文解字注·示部》："祥，凡统言则灾亦谓之祥，析言则善者谓之祥。""辟不祥"此处言女青可以预防某些病邪，即指前文"逐邪恶气"。

药物解读

《四川省中药材标准》2010 年版收载：鸡矢藤，为茜草科鸡矢藤属植物鸡矢藤 Paederia scandens（Lour.）Merr. 毛鸡矢藤 Paederia scandens（Lour.）Merr. var tomentosa（Bl.）Hand-Mazz. 的干燥地上部分。

【性味归经】性平，味甘、涩。归脾、胃、肝、肺经。

【功能主治】除湿、消食、止痛、解毒。用于消化不良，胆绞痛，脘腹疼痛；外治湿疹，疮疡肿痛。

【药材鉴别要点】

药材茎呈扁圆柱形，直径 2～5mm，老茎灰白色，无毛，有纵皱纹或横裂纹，嫩茎黑褐色，被柔毛。质韧，不宜折断，断面呈纤维性，灰白色至浅绿色。叶对生，有柄，多卷缩或破碎，完整叶片展开后呈卵形或椭圆状披针形，长 5～10cm，宽 3～6cm，先端尖，基部圆形，全缘，两面无毛或仅下面疏生短毛，主脉明显，气特异，味甘、涩。

【饮片鉴别要点】

饮片呈不规则的段，老茎呈扁圆柱形，无毛，可见分枝痕、叶对生，纸质，多已破碎，托叶呈三角形，脱落，叶片水浸后展开呈宽卵形至宽披针形，顶端急尖至渐尖，基部宽楔形至圆形，叶脉处无毛，主脉尤为明显。有时可见腋生聚伞花序，核果球形，绿黄色至黄褐色。用手搓之有特殊气味，味甘、涩。

【拓展阅读——国内尚见的假鸡矢藤】

国内尚有非正品鸡矢藤在各省区作假鸡矢藤入药，各位读者请注意鉴别。

云南鸡血藤 云南鸡血藤 Paederia yunnanensis(Levl.)Rehd.

鉴别要点：叶面被短柔毛，叶背面被绒毛，腋生聚伞花序宽大而多花，在四川、贵州、云南等省区亦作鸡矢藤入药。

广西鸡血藤 广西鸡血藤 Paederia pertomentosa Merr, ex. Li.

鉴别要点：其叶柄长达 2cm，花无梗，其藤茎粗大，在广西、广东等省区作鸡矢藤入药。

小果微花藤 茶茱萸科 Icacinaceae 微花藤属 Iodes 植物小果微花藤 Iodes ovalis Bl. var vitiginea(Hance.)Gagnep.

鉴别要点：木质藤本，枝上有绣色绒毛，卷须腋生或在叶柄一侧。药材为直径约 2cm 的斜片，黄白色至灰白色，可见不规则纵裂。质轻，断面皮部有浅黄色至棕色环纹，射线暗棕色，在广西柳州等地区作鸡矢藤入药。

鸡矢藤为民间草药常用药，广泛用于风湿疼痛，腹泻痢疾，腹脘疼痛，气虚浮肿，头晕头痛，食积，肝脾肿大，肠痛，疮疡肿毒，跌打损伤等，临床上可参考应用。

【临床药师、临床医师注意事项】

鸡矢藤，又名女青，始载于《质问本草》，《中华人民共和国药典》1977 年版一部以鸡矢藤名正式收载，全国统编中医药教材《临床中药学》亦正式收载：鸡矢藤 Paederia scandens（Lour.）Merr.

《四川省中药材标准》2010 年版，除收载《中国药典》1977 年版收载正种鸡矢藤 Paederia scandens（Lour.）Merr. 外，同时收载其变种毛鸡矢藤 Paederia scandens（Lour.）Merr. var tomentosa（Bl.）Hand-Mazz. 与正种同等入药。

医籍选论

鸡矢藤，治风痛肠痈，跌打损伤，流注风火瘰毒，散郁气。洗疝，合紫苏煎汤。

——清·汪连仕《采药书》

其头治新内伤，煲肉食，补虚益肾，除火补血；洗疮止痛，消热散毒。其叶擂米加糖食，止痢。

——清·何谏《生草药性备要》

中暑者以根、叶作粉食之，虚损者杂猪胃煎服……治瘰疬用根煎酒，未破者消，已溃者敛。

——清·赵学敏《本草纲目拾遗》

鸡矢藤……俚医以为洗药，解毒、去风、清热散寒。

——清·吴其濬《植物名实图考》

鸡矢藤，性微寒，味甘、苦。归脾、胃、肝、肺经。消食健胃，化痰止咳，清热解毒，止痛。主治饮食积滞，热痰咳嗽，热毒泻痢，胃肠疼痛。煎服，15～60g；外用适量。

——张廷模《临床中药学》

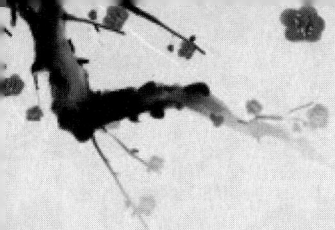

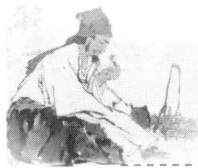

翘根　Qiaogen

【处方用名】 连翘草——藤黄科 Guttiferae.

【经文】 翘根,味甘寒平。主下热气,益阴精,令人面说好,明目。久服轻身耐老。生平泽。

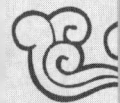

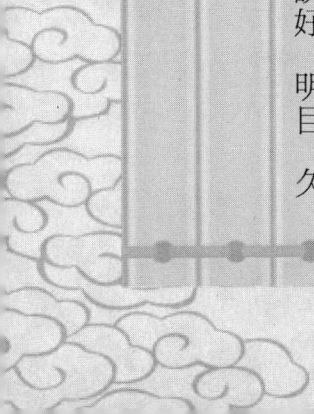

本经要义

翘根:《本经》同时收载连翘和翘根,应是同一种药物之不同入药部位。连翘,一名轵。《尔雅·释草》:"连,异翘。"郭璞注:"一名连苕,一名连草。《本经》云。"宋邢昺疏:"今本连翘,一名异翘……一名轵,一名三廉。"张仲景《伤寒论》"麻黄连轺赤小豆汤"中之"连轺"。其注解:"连翘根也"。"轺""轵""苕"互通。

这就说明《本经》连翘与翘根为同一药用植物:藤黄科植物红旱莲 Hypericum ascyron L. 或同属植物地耳草 Hypericum japonicum Thunb. 即宋代以前中医所用之连翘,全草与根分别入药,临床性效自古以来有别。(详见:连翘"本经要义"连翘解)。

主下热气:"下",指下焦或下部,"热气",即"热邪"。"主下热气",治疗下焦热邪,如小便淋漓涩痛等;也包括中焦脏腑热邪,如肝胆湿热等。

阴精:是脏腑的阴精,泛指人体内一切富有营养的液体。"精",是流动的,具有"液"的性质,属阴。"精",是构成人体和维持生命活动的基本物

服輕身耐老。生平澤。

翹根,味甘寒平。主下熱氣,益陰精,令人面說好,明目。久

质，其中构成人体的部分叫生殖之精，即先天之精；维持生命活动所必需的水谷之精，即后天之精。亦指人体之精血。

人面说好："说"通"悦"。即人面悦好。"说"，"悦"的古体字，表喜悦、高兴。《论语·学而》："子曰：学而时习之，不亦说乎！"《孟子·梁惠王下》："取之而燕民悦，则取之。"表悦心，心情愉快。《说苑·修文》："嗜欲好恶者，所以悦心也。"好看，美丽，喜悦。《语林》卷下："王丞相拜杨洲，宾客数百人，并加沾接，人人有悦色。"显示着令人愉悦的颜色。南宋·谢灵运《悲哉行》："灼灼桃悦色，飞飞燕弄声音。"

明目：翘根，即古代连翘的根，性寒，味苦，入肝胆经，清肝明目。

久服轻身耐老，为道家思想，不必深究。

药物解读

详见连翘"药物解读"，可互参。

医籍选论

详见连翘"医籍选论"，可互参。

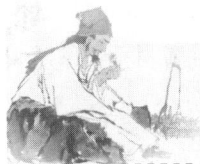

青蘘　Qingrang

【处方用名】胡麻叶——胡麻科 Pedaliaceae.

【经文】青蘘，味甘寒。主五藏邪气，风寒湿痹，益气，补脑髓，坚筋骨。久服耳目聪明，不饥不老，增寿。巨胜苗也。生川谷。

本经要义

青蘘：现今芝麻之地上茎叶。

本 草 溯 源

《名医别录》："青蘘，无毒，生中原川谷。"

《本草经集注》："青蘘。味甘、寒，无毒。主治五藏邪气，风寒湿痹，益气，补脑髓，坚筋骨。久服耳目聪明，不饥，不老，增寿。巨胜苗也。生中原川谷。胡麻叶，甚肥滑，亦可以沐头，但不知云何服之。仙方并无用此法，正当阴干。捣为丸散耳。既服其实，故不复假苗。五符巨胜丸方亦云：叶名青蘘。本生大宛，度来千年尔。"

祝按：《本经》言"巨胜苗"，《本草经集注》云："胡麻叶"，即胡麻科 Pedaliaceae 胡麻属 Sesamum 植物脂麻（芝麻）Sesamum indicum L. 的地上茎叶。

青蘘，味甘寒。主五藏邪氣，風寒濕痹，益氣，補腦髓，堅筋骨。久服耳目聰明，不饑不老，增壽。巨勝苗也。生川穀。

《图经本草》："胡麻，巨胜也，生上党川泽。青蘘，巨胜苗也，生中原川谷。今并处处有之，皆园圃所种，稀复野生。苗梗如麻而叶圆锐光泽，嫩时可作蔬，道家多食之。"

《本草纲目》："胡麻……叶名青蘘音箱。茎名麻蕡①……青蘘。释名：梦神，巨胜苗也。生中原山谷……按服食家有种青蘘作菜食法云：秋间取巨胜子种畦中，如生菜之法。候苗出采食，滑美不减于葵。则本草所著者，亦如蔬之功，非入九散也。"

综上考辨：青蘘，即现今芝麻之地上茎叶。

五藏邪气：五藏，心、肝、脾、肺、肾五个脏器的统称。"脏"是胸腹腔内那些组织充实，并能贮存、分泌或制造精气的脏器。

《黄帝内经素问》卷三·五脏别论篇第十一："所谓五脏者，藏精气而不泻也，故满而不能实；六腑者，传化物而不藏，故实而不能满也。"《黄帝内经灵枢》卷七·本脏第四十七："五藏者，所以藏精神血气魂魄者也；六腑者，所以传化水谷而行津液者也。"

根据脏象学说，五脏是人体生命活动的中心，精神意思活动分属于五藏，加上六腑的配合，把人体表里的组织器官联系起来，构成一个统一的整体。

"邪气"与人体正气相对而言。

《黄帝内经素问》卷八·通评虚实论篇第二十八："邪气盛则实，精气夺则虚。"此处之精气，指正气。意思是说：邪气亢盛造成的病证为实证；正气脱失引起的病证为虚证。邪气又泛指各种致病因素及其病理损害。

《黄帝内经素问》卷九·评热病论篇第三十三："邪之所凑，其气必虚，阴虚者阳必凑，故少气时热而汗出也。"意思是说：邪气之所以能侵犯人体造成疾病，根本原因就是人体已经虚弱。患肾风的病人，由于肾阴虚弱，风邪（阳邪）就乘虚侵入而引起气短，时常发热，汗出等症状。

邪气又指风、寒、暑、湿、燥、火六淫和疫疠之气等致病因素，因从外侵入人体，故又称谓外邪。

---

① 蕡：音皆，亦作秸。

风寒湿痹：风、寒、湿，分别为指六淫病邪之一。"痹"，病证名，泛指邪气闭阻肢体、经络、脏腑所引起的多种疾病。《黄帝内经素问》卷十二·痹论篇第四十三："黄帝问曰：痹之安生？岐伯对曰：风寒湿三气杂至，合而为痹①也。其风气胜者为行痹②，寒气胜者为痛痹③，湿气胜者为著痹④也。"

益气：即补气，是治疗气虚证的方法。人身五脏六腑之气，为肺所主，而来自中焦脾胃水谷之精气，由上焦开发，输布全身，所以气虚多责之肺、脾二脏。气虚主要表现为倦怠无力、声低懒言、呼吸少气、面色㿠白、自汗怕风、大便滑泄、脉弱或虚大等。

补脑髓："脑"，一指头颅；二是指脑髓。中枢神经系统的主要部分，位于颅腔内，有大脑、小脑、脑干三部分。人脑特别发达，主管全身运动、思维、感觉、记忆等活动。脑的产生和肾有密切关系，因为肾是藏精之脏，精（包括先天之肾精和后天水谷化生之精气）又能生髓，髓汇集于颅腔内形成脑，故脑又称之为"髓海"。《黄帝内经灵枢》卷三·经脉篇第十："人始生，先成精，精成而脑髓生，骨为干，脉为营，筋为刚，肉为墙，皮肤坚而毛发长，谷入胃，脉道以通，血气乃行。"脑是主管人的高级中枢神经机能活动的，它既然是由肾精产生的，那么肾精充实，不仅肢体强劲更有力，更重要的是脑的功能也能得到很好的发挥。脑的一些功能和心、肝、肾等脏腑相联系，说明他们之间的密切关系，同时也说明了脑的疾患为什么在治疗上要从心、肾等脏着手的原因。"髓"即"脊髓"，也包括骨腔内的髓质，由肾所藏的精气变化产生的，也就是说，肾能生髓，脊柱中的髓又与脑相通，故临床上髓、脑、骨的病证，往往从肾论治。

坚筋骨："筋"，肌肉之肌腱部分，附于骨节者为筋，包括肌腱外的叫筋膜。"筋"和"筋膜"的生理功能是由肝主持的，并由肝血供给养料，故有"肝主筋"之说。"骨"，是人体起重要的支架作用。骨内藏髓，髓为肾所藏的精

---

① 痹：闭也，气血闭阻不通之意。在《内经》中，指气血被病邪闭阻，运行不畅通所引起的病变。

② 行痹：指因感受风邪而出现之肢体关节疼痛，痛处游走不定的痹证，又称谓风痹、走注（《张氏医通》卷六，称之为痛风）。

③ 痛痹：指因感受寒邪而出现之肢体关节疼痛，痛有定处，得热而痛减的痹证。又称为寒痹，即痛风。

④ 著痹：指因感受湿邪而出现的肢体关节沉重酸痛，或有肿胀，痛有定处，活动不便，肌肤麻木不仁的痹证。又称谓着痹、湿痹。

气所化生,能滋润骨骼,所以骨骼的生长和功能情况,取决于肾气的盛衰。同时牙是骨之余气(所谓"齿为骨之余",实即肾气的一部分)所生,故牙齿的生长和功能如何,均和肾有关。

久服耳目聪明,不饥不老,增寿:《本经》上药均有此功用,为道家思想,不必深究。

巨胜苗:即芝麻之地上茎叶。

药物解读

《中药大辞典》载:为胡麻科胡麻属植物脂麻 Sesamum indicum DC. 的叶。

【性味归经】性寒,味甘。

【功能主治】祛风解毒,润肠。主治风寒湿痹,崩中,吐血,阴部湿痒。

【临床药师、临床医师注意事项】

《本经》将胡麻(芝麻)及其地上茎叶部分(青蘘)分别收载,所述功用略同,但青蘘较为详细。但经本草文献考证,《本经》言青蘘功效,实为胡麻之功效。

曹元宇教授在其辑校《本经》中言:"胡麻条乃其子,而此乃其叶也。"即其叶"青蘘"之功效应是胡麻之功效,现今《药典》和统编教材《临床中药学》可以佐证。

据曹元宇教授考证:青蘘列于胡麻之下,乃苏敬所为,应归复于草部之中,惟其次第,经苏氏改动之后,已难考定。二孙列于草部之最后,森列于白兔藿之后,今从之……时珍以青蘘是陶氏从胡麻条中分出,误矣。《齐名要术》云:"《本草经》曰:青蘘一名巨胜,而胡麻又一名巨胜是巨胜乃全植物之名,而胡麻与青蘘则分指子实与茎叶也。"

青蘘主疗大抵胡麻,今已不用此药,只用其子,其疗效实为巨胜全株也。或青蘘之功效就是胡麻之功效。

《中药大辞典》第二版收载:"胡麻叶:性寒,味甘。主治风寒湿痹,崩中,吐血,阴部湿痒等。胡麻花:主治秃发,冻疮等。"

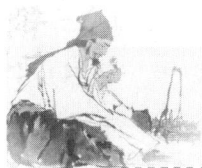

商陆　Shanglu

【处方用名】商陆——商陆科 Phytolaccaceae.

【经文】商陆,味辛平。主水张,疝瘕痹,熨除痈肿,杀鬼精物。一名葛根,一名夜呼。生川谷。

本经要义

商陆:为少常用中药。始载于《神农本草经》无植物形态描述。

宋·苏颂《图经本草》云:"商陆,俗名章柳根,生咸阳山谷。今处处有之。多生于人家园圃中,春生苗,高三四尺,叶青如牛舌而长。茎青赤,至柔脆。夏秋开红紫花,作朵,根如芦菔而长,八月九月内采根,暴开。其用归表。古方术家多用之,亦可单服。五月五日采根……喉中卒被毒气攻痛者,切根炙令热,隔布熨之,冷辄易,立愈。"

从李时珍《本草纲目》和清·吴其濬《植物名实图考》之商陆附图,即现今药用商陆:一为,商陆 Phytolacca acinosa Toxb. 二是,垂序商陆(美商陆) Rhyyolacca Americana L.

味辛平:《中国药典》和全国统编教材《临床中药学》记载:性寒,味苦,有毒。出入较大。

水张:"张","张"的繁体字。通"胀"。

《左传·成公四年》:"晋侯将食,张,如厕,陷而卒。"杜预注:"张,腹满也。"

《山海经·中山经》:"又东四十里丰山……多

商陸,味辛平。主水張,疝瘕痹,熨除癰腫,殺鬼精物。一名葛根,一名夜呼。生川穀。

羊桃,状如桃而方茎,可以为皮胀。"郭璞注："治皮肿也"。

《黄帝内经素问》卷一·生气通天论篇第三："因于气,为肿,四维相代,阳气乃竭。阳气者,烦劳则张,精绝,辟积于夏,使人煎厥。""水胀",即"水肿病"。

《黄帝内经灵枢》卷六·五癃津液别篇第三十六："邪气内逆,则气为之闭塞而不行,不行则为水胀。""阴阳气道不通,四海①闭塞,三焦不泻,津液不化,水谷并行肠胃之中,别于回肠,留于下焦,不得渗膀胱,则下焦胀,水溢则为水胀,此津液五别之逆顺也。"

清·汪必昌《医阶辨证》："水胀之状,先腹内胀,而后外亦大,渐至四肢亦肿"。水肿病,即指体内水湿停留,面目,四肢,胸腹甚至全身水肿的一种疾病。

《金匮要略》水气病脉证并治第十四将水肿病分为:风水、皮水、正水、石水、黄汗等。

《诸病源候论》卷二十一·脾胃病诸侯·水病诸侯凡二十二论·水肿侯:"肾主水,脾胃俱主土,土性克水,脾与胃合,相为表里。胃为水谷之海,今胃虚不能传化水气,使水气渗溢,经络浸渍府藏。脾得水湿之气,加之则病。脾病则不能制水,故水气独归于肾。三焦不泻,经脉闭塞,故水气溢于皮肤,而令肿也……"

疝瘕痹:"疝",古病名。泛指体腔内容物向外突出的病证,多半有气痛的症状,故又称"疝气"。

《黄帝内经素问》卷十三·大奇论篇第四十八:"肾脉大急沉,肝脉大急沉,皆为疝……三阳急为瘕,三阴急为疝。"中医"疝",包括多种病证,其名目繁多,如狐疝、寒疝、水疝、脐疝、气疝、胕疝、心疝、肺疝、血疝等。

《诸病源候论》卷十二·疝病诸侯:"诸疝者,阴气积于内,复为寒气所加,使荣卫不调,血气虚弱,故风令人其腹内而成疝也。"巢氏在"七疝侯"中言:"七疝者,厥疝、癥疝、寒疝、气疝、磐疝、胕疝、狼疝。"

《黄帝内经素问》卷十六·骨空论第六十:"任脉为病,男子内结七疝,女子带下瘕聚。"

---

① 四海:指髓海(脑)、血海(冲脉)、气海(膻中)、水谷之海(胃)。详见《黄帝内经·灵枢》卷六·海论篇第三十三。

"诸疝皆属于肝"之说临床表现

疝病的发病多与肝经有关，故有"诸疝皆属于肝"之说。根据临床表现可归纳为以下几点。

其一，指体腔内容物向外突出的病证，多伴有气痛症状，故又有疝气、小肠气、小肠气痛等病名。如突出于腹壁、腹股沟或从腹腔下入阴囊的肠段。

其二，指生殖器、睾丸、阴囊部位病证。如男女外生殖器溃疡流脓，溺窍流出败精浊物，睾丸或阴囊的肿大疼痛等病证，或可兼有腹部症状，包括水疝、癫疝、溃疝、气疝、血疝、筋疝等。

其三，指腹部的剧烈疼痛，兼有二便不通的病证。如《黄帝内经素问》卷十四·长刺节论篇第五十五："病在少腹，腹痛不得大小便，病名曰疝。"

瘕：读 jia。妇女腹中结块之病。如"瘕聚"，妇女任脉受病的证候，主要症状为腹部脐下有硬块，推之可和移，痛无定处。

《说文·疒部》："瘕，女病也。"

《难经·奇经八脉》："任之为病，其内苦结，男子为七疝，女子为瘕聚。"虞庶注："瘕者，谓假于物形是也。"

《灵枢·水胀》："石瘕生于胞中，寒气客于子门，子门闭塞，气不得通，恶血当泻不泻，衃以留止，日以益大，状如怀子。月事不以时下，皆生于女子，可导而下。"也泛指一般人腹内结块。

《玉篇·疒部》："瘕，腹中病。"

《正字通·疒部》："瘕，癥瘕，腹中积块，坚者曰癥，有物形曰瘕。"

痹：读 bi，中医古病证名。《说文·疒部》："痹，湿病也。"《素问·痹论》："风、寒、湿三气杂至，合而为痹也。"泛指邪气闭阻于肢体、经络、脏腑所引起的多种疾病。根据病邪偏胜和病变部位，证候特点分为风痹（行痹）、寒痹（痛痹）、湿痹（着痹）、热痹、周痹、血痹、心痹、肝痹、脾痹、肺痹、肾痹、肠痹、胞痹等。

熨除痛肿："熨"，①读 yun。用烙铁或熨斗熨平衣服。《广韵·物韵》："熨，火展帛也。"②读 wei，中医外治法之一种，用药物热敷。

《韩非子·喻老》："疾在腠理，汤熨之所及也。"《灵枢·寿夭刚柔》："刺大人者，以药熨之。"《史记·扁鹊仓公传》："治病不以汤液醴酾，镵石桥引，案杌毒熨"。司马贞索隐："毒熨，谓毒病之处以药物熨帖也。"

"痈"，疮面浅而大者为痈（疮面深而恶者为疽），多由外感六淫、过食膏粱厚味、外伤感染等，致营卫不和，邪热壅聚，气血凝滞所致。因发病部位不同，又分为内痈和外用。临证均有肿胀、焮热、疼痛成脓等症。多属于急性化脓性疾患。

"肿"，又习称"痈肿"或"肿疡"，即"疮疡"未成脓者，一切疮疡早期，由于实邪蕴结，气血壅滞，体表结块肿疼者，均可称之为"痈肿"或"肿疡"。熨除痈肿，即是说将生商陆切片放在痈肿患处，用中医外治法，熨烫可消除体表痈肿。

杀鬼精物："鬼精物"，凡指导致严重疾病的邪气，"鬼"，古人指害人怪异。

夜呼：商陆一名"夜呼"。商陆所治之病，多为急证，如卒暴厥，产后血块时攻心腹而疼痛不可忍，喉中猝被毒气攻痛，中风邪狂惑等。患此类病者多为夜间，故而称谓急诊，故名"夜呼"。

药物解读

《中华人民共和国药典》2015 年版一部收载：商陆，为商陆科植物商陆 Phytolacca acinosa Roxb. 或垂序商陆 Phytolacca americana L. 的干燥根。

【性味归经】性寒，味苦；有毒。归肺、脾、肾、大肠经。

【功能主治】逐水消肿，通利二便，外用解毒散结。用于水肿胀满，二便不通；外治痈肿疮毒。

【药材鉴别要点】

根呈圆柱形，多分枝，表面灰棕色至灰黄色，有明显的横向皮孔及纵沟纹。商品药材多为横切或纵切的不规则块片，横切片弯曲不平，边缘皱缩，直径 2～8cm，厚约 0.4～1cm，横切断面浅棕色至黄白色，有凹凸不平的同心性环纹，俗称"罗盘纹"，纵切片弯曲或卷曲，长约 3～9cm，宽 2～6cm。有明显纵行筋脉。药材切面带粉性，质硬，不易折断，老者断面色较深，呈纤维性，粉性小，质松。气微，味微甜，久嚼麻舌。

【饮片鉴别要点】

饮片为横切或纵切不规则厚片,外表皮灰黄色至灰棕色,切面浅黄棕色至黄白色,横切断面有凹凸不平的同心性环纹,俗称"罗盘纹"。纵切片弯曲,边缘卷曲,切片有凹凸不平,纵向筋膜,形如农村妇女手工做的"鞋底板",质硬,不易折断,气微,味微甜,久嚼麻舌。

【拓展阅读——中药经验鉴别专用术语】

罗盘纹　系指根类药材横切面有数轮同心环纹排列的异形构造,形似"罗盘",又称"同心环"。商陆,"罗盘纹"最典型。

鞋底板　特指商陆药材纵切,片面显露凹凸不平的纵向异形构造筋膜,形如手工所做的"鞋底板"。

【拓展阅读——关于商陆中毒解说】

传统认为,商陆内服有毒,应醋炙后用。

现行炮制方法:取净商陆片,加醋拌匀,闷透,置锅内用文火加热炒干,取出放凉。辅料比例:每10kg生商陆片用食用醋2kg。作制后作用:商陆生品性味苦寒,有毒。用醋制后,其毒性降低,以逐水消肿为主,即可内服,亦可外用。

1. 商陆中毒原因

用量过大,或煎煮与服用不当。

误用药物伪品,如误把商陆根当人参、天麻等服用。

2. 商陆中毒表现

服用20分钟后出现头晕、头痛、恶心呕吐、胸闷心慌、腹痛腹泻;严重者手足抽搐、多尿、呕血、便血、血压下降、瞳孔散大、心率减慢、呼吸减弱、神志恍惚、进而昏迷、大小便失禁,心肌麻痹而死亡。孕妇可引起流产。

3. 中毒解救

催吐,用1∶5000高锰酸钾液洗胃。

输液,促进利尿,排除毒素。

用甘草50～100g,绿豆50～100g捣烂,急煎服。

农药中毒施救,如补充维生素B、维生素C、阿托品等解救。

食用醋漱口,频服浓清茶。

【临床药师、临床医师注意事项】

《神农本草经》载商陆,味辛、平无毒。所治之病,多为急重证,并不是用于内服，是中医外治法最早记载，故未记载有毒。

张仲景《伤寒论》用商陆仅牡蛎泽泻散一方，其方中商陆注明"熬"，即现今"炒"。

医籍选论

商陆禀金土之气化，故气味辛平，以根花白者为良。主治水肿者，辛走气，土胜水，气化则水行，水散则肿消也。治疝瘕者，疝瘕乃厥阴肝木之病，而金能平之也。痹熨，犹言熨痹，肌腠闭痹。商陆熨而治之，火温土也。除痈肿者，金主攻利也。杀鬼精物者，金主肃杀也。

——清·张志聪《本草崇原》

味苦、辛、酸，入足太阳膀胱经。专泻水饮，善消肿胀。《伤寒》牡蛎泽泻散，方在牡蛎。用之治大病差后，从腰一下有水气者，以其泻水而开闭癃也。

商陆根酸苦涌泻，专于利水，功力迅急，与芫、遂、大戟相同，得水更烈。善治水气肿胀之病，神效非常，兼疗痈肿疥癣诸证。

赤者大毒，用白者。鲜根捣汁，服后勿饮水。

——清·黄元御《长沙药解》

商陆其性下行，专于行水，与大戟、甘遂盖异性而同功。方家治肿满小便不利者，以赤根捣烂，入麝香三分，贴于脐心，以帛束之，得小便利即肿消……其茎叶作熟食亦可治肿疾。

——明·李时珍《本草纲目》

李濒湖谓商陆沉降而阴，其性下行，专于治水，与大戟、甘遂异性同也。夫所贵于治《本经》者，为能审名辨物，知其各有所宜耳。若商陆之功，不过与大戟、甘遂埒①，则用大戟、甘遂耳，又何取商陆哉？夫大戟、甘遂味苦，商陆味辛，苦者取其降，辛者取其通，降者能行逆折横流之水，通者能行壅瘀停蓄之水，取义既殊，功用遂别，岂得以此况彼也。仲景书中大枣汤用大戟、甘遂，大陷胸汤、甘遂半夏汤、大黄甘遂汤均用甘遂，不用大戟，则甘遂之与大戟，固自有异矣；独于大病瘥后，腰已下有水气者，牡蛎泽泻散中偏取商陆，谓非商陆有异于大戟、甘遂乎。下病者上取，上病

---

① 埒：读 liè，音裂。

者下取,牡蛎泽泻散治腰以下水气不行,必先使商陆、葶苈,从肺及肾开其来源之壅,而后牡蛎、海藻之软坚,蜀漆、泽泻之开泄,方能得力,用栝楼根者,恐行水之气过骇,有伤上焦之阴,仍使之从脾及阴,还归于上。是故商陆之功,在决壅导塞,不在行水疏利,明乎此,则不与其他行水之物同称混指矣。

—— 清·邹澍《本草经疏》

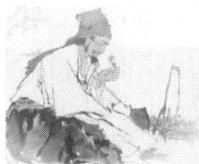

水萍　Shuiping

【处方用名】浮萍——浮萍科 Lemnaceae.

【经文】水萍，味辛寒。主暴热身痒，下水气，胜酒，长须发，消渴。久服轻身。一名水华。生池泽。

本经要义

水萍：唐宋以前文献名"水萍"，宋以为"浮萍"。《尔雅》云："萍，蓱。"郭璞注云："水中浮萍，江东谓之藻。"

关于水萍药用植物文献考证

李时珍在《本草纲目》草部第十九卷·水萍条云："本草所用水萍，乃小浮萍，非大蘋也。陶苏俱以大蘋注之，误矣。萍之与蘋，音虽相近，字劫不同，形亦迥别……浮萍处处池泽止水中甚多，季春始生……一叶宿即生数叶，叶下有微须，即其根也。一种背面皆绿者，一种面青背紫赤若血者，谓之紫萍，入药为良。"

李时珍在《纲目》中另立蘋条："其草四叶相合，中折十字，故欲称为四叶菜，田字草，破铜钱，皆象也。诸家本草皆蘋注水萍，盖蘋、萍二字，音相近也。"

水萍，味辛寒。主暴热身痒，下水气，胜酒，长鬚髮，消渴。久服轻身。一名水華。生池澤。

祝按：在古代，最迟在唐宋以前，中医临床常将水萍（浮萍）和蘋混称混用，尽管功效相近，但对《本经》药物之解读有误矣。

陶弘景在《名医别录》中云："水萍，味酸，无毒。主下气，以沐浴，生毛发。一名水白，一名水苏。"

而陶氏在其《本草经集注》中云："水萍，味辛、酸，寒，无毒。主治暴热身痒，下水气，胜酒，长须发，止消渴，下气，以沐浴，生长发。久服轻身，一名水花，一名水白，一名水苏，生雷泽。三月采，暴干。"其注云："此是水中大蘋尔，非金浮萍子。"《药录》云：五月有花，白色，即非今沟渠所生者。

祝按：明显说明《名医别录》与《本草经集注》所载"水萍"非同一物，应是浮萍与蘋。大萍为蘋，萍与蘋混称混用由来已久。

苏颂《图经本草》云："水萍，生雷泽池泽，今处处溪河中皆有之。此是水中大萍，叶圆，阔寸许，叶下有一点如水沫，一名苤莱，《尔雅》谓之蘋，其大者白蘋也……小者水上浮萍，即沟渠间生者是也。大蘋，今医方鲜用。浮萍，俗医用治时行热病，亦堪发汗，甚有攻。"

祝按：至此，宋以前所谓水萍，实为蘋，宋以后才恢复到《本经》所载水萍。

暴热身痒：暴热指突然发生的高热，属实热证。急性高热证，多见于急性高热性传染疾病。

痒，一是表忧思成病。《尔雅·释诂上》："痒，病也。"二是，表痈疮。《说文·疒部》："痒，疡也。"《集韵·漾韵》："痒，創也。"《周礼·天官·疾医》："夏时有痒疥疾。"三是，同"癢"。《玉篇·疒部》："痒，痛痒也。"《集韵》："痒，肤欲搔也，或作癢。"《金匮要略》卷上·中风历节病脉证并治第五："邪气中经，则身痒而瘾疹，心气不足，邪气入中，则胸满而短气。"

暴热身痒，即因急性高热所致的皮肤病而致之皮肤瘙痒病证。

水气：指水液停留体内而产生的水肿病证，多因脾肾阳虚，不能运化水湿所致。《金匮要略》卷中·水气病脉证并治第十四："寸口脉沉滑者，中有水气，面目肿大，有热，名曰风水……"

此之"水气"，主要是指"水肿"病。水气是从病理而言，水肿是从症状而言。体内水分的运行，主要靠肺气的通调肃降，肾气的开阖调节，脾气的运化传输，其中一脏之功能失常，都能导致水不化气，水分停留而发生水肿。

胜酒：即解酒。"胜"为"勝"的简化字，表盛。《黄帝内经素问》卷九·逆调论篇第三十四："独治①者不能生长也，独胜而止耳。"该经文是说：阳气独亢，阴气就不能正常生长；阳气独亢到一定程度，人的生机就能自行停止了。"胜酒"此意为水萍可以解毒或醒酒。

长须发：应作"乌发"或"长发"解。又指可治疗头发脱落或头发干枯等。明·缪希雍《神农本草经疏》云："酒性温热，而萍之质不沉于水，其气味辛寒，轻清而散，故能胜酒。血热则须发焦枯而易堕，凉血则荣气清而须发自长矣。"

消渴：中医病名。又名痟渴、消瘅。出自《黄帝内经素问》卷第十三·奇病论篇第四十七："五味入口，藏于胃，脾为之行其精气，津液在脾，故令人口甘也，此肥美之所发也，此人必数食甘美而多肥人，肥者令人内热，甘者令人中满，故其气上溢，转为消渴。"

消渴系指多饮、多食、多尿症状为特点的病证。多因过食肥甘，饮食失宜，或情志失调，劳逸过度，导致脏腑燥热，阴虚火旺所致。根据病机、症状和病情发展阶段不同，又分为"上消""中消""下消"。

上消：《黄帝内经素问》卷十·气厥论篇第三十七称"膈消、肺消"。"心移寒于肺，肺消，肺消者饮一溲二……心移热于肺，传为鬲（膈）消。"《丹溪心法·消渴》称"上消"，指以口渴引饮为主证的消渴，多属心胃火盛，上焦燥热。治宜润肺、清胃为主，常用方剂：人参白虎汤、消渴方、二冬汤等。

中消：《黄帝内经素问》卷十一·腹中论篇第四十呈"消中"。"夫子数言热中消中，不可服高粱芳草石药，石药发瘨，芳草发狂。夫热中消中者，皆富贵人也，今禁高粱，是不合其心，禁芳草石药，是病不愈"。《丹溪心法·消渴》称"中消"，另有"消脾""胃淡"等称谓。症见多食善饥，形体消瘦，小便频数，大便坚硬。治宜清胃泻火为主，兼以滋阴润燥。常用方剂：白虎汤，调胃承气汤等。

下消：《丹溪心法·消渴》称"下消"。《圣济总录》称"消肾"，《医学纲

---

① 独治：指阴虚之极，而阳气独旺。

目》称"肾消"等。多由肾水亏竭,蒸化失常所致。症见面黑耳焦,饮一溲二,溲似淋浊,如膏如油等。治宜补肾固涩为主。常用方剂:六味地黄丸、左归饮、大补元煎、桂附八味丸等。

《外台秘要》卷十·消渴消中十八门·消中消渴肾消方,对三消有详细解读和治疗汤方可参阅。《伤寒论》卷三·辨太阳病脉并治法第六"太阳病,发汗后,大汗出,胃中干……若脉浮,小便不利,微热消渴者,五苓散主之"等可参阅。

久服轻身:浮萍无补益之功,所谓"久服轻身"之说,属道家之学,无可深究。但一般情况下,膨胀病,消渴病虽较长时间服药,病愈则以身轻,亦有一定道理可言。

药物解读

《中华人民共和国药典》2015 年版一部收载:浮萍,为浮萍科植物紫萍 Spirodela polyrrhiza(L)Schleid. 的干燥全草。

【性味归经】性寒,味辛。归肺经。

【功能主治】宣散风热,透疹,利尿。用于治疗麻疹不透,风疹瘙痒,水肿尿少等。

【药材(饮片)鉴别要点】

浮萍为扁平叶状体,呈卵形或卵圆形,长约 2～5mm 叶面淡绿色至灰绿色,偏侧有一小凹陷,边缘整齐或微卷曲。叶背面紫绿色至紫棕色,着生数条须根。体轻。手捻之易碎。气微,味淡。

【拓展阅读——古代文献别名情况】

水萍、水花《本经》,小萍子《本草拾遗》,浮萍草《图经本草》,水藓《本草品汇精要》,水帘《群芳谱》,萍《中药志》等。

古代文献之水萍,实包括现今紫萍 Spirodela polyrrhiza(L)Schleid. 和浮萍 Lemna minor L. 现今所用浮萍即《药典》所收载之紫萍,亦即古代本草文献所言紫萍。而大萍,蘋则是其它科属药物。

蘋,又称大浮萍,为蘋科 Marsileaceae. 植物蘋 Marsilea quadrifolia L. 的全草。

大浮萍,又称水浮萍,为天南星科 Arcaeae 植物大藻 Pistia stratiotes L. 的全草。性寒,味辛。凉血,活血,利尿除湿。用于治疗荨麻疹,丹毒,

鼓胀，湿疮，跌打损伤，无名肿痛等

中国医学科学院药用植物研究所编著的《中药志》所载：浮萍，为浮萍科植物紫萍的全草。

江苏新医学院编著的《中药大辞典》收载：紫萍 Spirodela polyrrhiza（L）Schleid. 为浮萍科紫萍属水生植物；浮萍 Lemna minor L. 又名青萍，为浮萍科浮萍属水生植物。

《中华人民共和国药典》一部收载的浮萍，为浮萍科植物紫萍 Spirodela polyrrhiza（L）Schleid. 的干燥全草。

【临床药师、临床医师注意事项】

◆ **可作为浮萍入药的青萍**

历史上作为浮萍入药，除了《药典》收载的紫萍外，还有青萍 Lemna minor L. 同等入药。本品形状与紫萍相似，形体较之紫萍小，叶状茎倒卵形或矩圆形，两面均呈绿色至暗绿色。根单生下垂于水中，不具维管束，先端有纯头的根帽。花细小白色，生长于池沼，湖泊或静水中。

◆ **绝不可作为浮萍入药的水浮莲**

在广西等省区，常把天南星科植物水浮莲 Pistia stratiotes L. 的全草当浮萍入药。其别名也叫浮萍、大浮萍等。《本草纲目》载名"大藻"。本品为无茎草本，具有长而悬垂成束的根。叶簇生，倒卵状楔形，长 2.5～10cm，先端截头状浑圆，基部厚，无叶柄与叶片之分，两面均有毛，叶脉下面凸起，呈扇状。佛焰包白色，下部管状，上部开张，具短柄，长约 1.2cm，有柔毛。花单生，雌雄同株，肉穗状花序与佛焰包管的背部合生，上部分离。花期 6～7 月，浆果球形。各地均有栽培、野生湖泊、稻田等。本品性寒，味辛。有小毒。凉血，活血，利尿通淋，用于治疗荨麻疹、丹毒、水臌、湿疮、跌打损伤、无名肿毒等。**本品绝不能当浮萍应用。**

医籍选论

太阳之气，根于水中，而外浮于肤表。萍生水中，浮于水面，盖禀太阳之气化。其背紫赤，皆连于水，乃太阳之气，根于水中也。盛于暑夏，乃太阳之气，开浮而主夏也。气味辛寒者，辛属干金，太阳如天而合干。寒本太阳，太阳标阳而本寒也。

主治暴热身痒者，风热之邪，暴客皮肤，一身苦痒。水萍禀寒水之气，外行肤表，故暴热身痒可治也。下水气者，太阳之气外达皮毛，则膀胱之水气自下也。胜酒者，酒性辛温而剽悍，先行皮肤。水萍辛寒而解热，亦先行皮肤，故能胜酒。长须发者，太阳为诸阳主气，而熏肤泽毛，须发长也。得寒水之精气，故止消渴。久服则阴精盛而阳气充，故轻身。

太阳之气出于水中，上与君火相合而主日。水萍下为水映，上为日晒方干，乃太阳之气，上下相通，此物理自然之妙用也。

——清·张志聪《本草崇原》

水萍，味辛寒。主暴热，得水之气，故能除热。身痒，湿热在皮肤。下水气，萍入水不濡，故能涤水。胜酒，水气盛则酒气散矣。长须发，益皮毛之血气。主消渴。得水气之助。久服轻身。亦如萍之轻也。

水萍生于水中，而能出水生，且其叶入水不濡，是其性能敌水者也。故凡水湿之病，皆能治之。其根不着土，而上浮水面，故又能益皮毛之疾。

——清·徐大椿《神农本草经百种录》

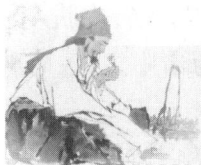

天门冬 Tianmendong

【处方用名】天冬——百合科 Liliaceae.

【经文】天门冬,味苦平。主诸暴风湿偏痹,强骨髓,杀三虫,去伏尸,久服轻身,益气延年。一名癫勒。生山谷。

本经要义

味苦平:《本经》言:生平,味苦。《中华人民共和国药典》及统编教材《临床中药学》言:性寒,味甘,苦。

暴风湿偏痹:"暴",急骤,猛烈。《史记·平津侯主父列传》:"故倒行暴施之。"司马贞索隐:"暴者,卒也,急也。"《水经注·江水》:"江水又东迳流头滩,其水位峻急奔暴,鱼龟所不能游。"宋·苏洵《谏论下》:"须臾顾见猛虎,暴然相逼,则怯者不待告。"

暴风湿,指风湿之邪气,骤然侵袭人体。"偏痹"又称"偏风""半身不遂",指肢体偏瘫或不能随意运动,活动受限。久病则患肢比健肢枯瘦,麻木不仁,故又称谓"偏枯"或"偏废不仁"。多属中风后遗症等疾患。

风湿偏痹,即指风湿之邪,骤然侵袭肌体,而使之成半身不遂之偏痹,天冬可治之。

强骨髓:骨是人体起重要的支架作用。骨腔藏髓,髓为肾所藏之精气所化生,能滋养骨骼。所以

天門冬,味苦平。主諸暴風濕偏痹,強骨髓,殺三蟲,去伏屍,久服輕身,益氣延年。一名癲勒。生山谷。

骨骼的生长和功能情况，取决于肾气的衰盛情况。"髓"，为奇恒之腑之一，即骨髓和脊髓。髓由肾的精气与水谷之精微物质所化生，有充养骨骼，补益脑髓的作用。

《黄帝内经素问》卷五·脉要精微论篇第十七："骨者髓之府。"

《黄帝内经素问》卷九·逆调论篇第三十四："肾者水也，而生于骨，肾不生，则髓不能满，故寒甚至骨也。"

《黄帝内经灵枢》卷六·五癃津液别第三十六："五谷之津液和合而为膏者，内渗入于骨空，补益脑髓，而不流于阴股。"

骨髓，即指骨骼和骨空（腔）内的髓质，由肾所藏的精气变化所生。亦就是说，肾能生髓，脊柱的髓又与脑相通，故中医临床上髓、脑、骨的病证，往往从肾论治。天冬入肺、肾，善补肺肾，故言：强骨髓。

杀三虫：三虫为寄生虫长虫病、赤虫病、蛲虫病三虫病的合称。《诸病源候论》卷十八·九虫病诸候·三虫候："三虫者，长虫、赤虫、蛲虫也，为三虫。犹是九虫之数也。长虫，蚘虫也，长一尺，动则吐清水，出则心痛，贯心则死。赤虫状如生肉，动则肠鸣。蛲虫至细微，形如菜虫，居胴肠间；多则为痔，极则为癞。因人疮处，以生诸痈、疽、癣、瘘、痂、疥、䘌虫，无所不为。此既是九虫内之三虫者。而今别立名。当以其三种偏发动成病，故谓之三虫也。天冬能治虫积腹痛，故言：杀三虫。"

去伏尸："伏"，表趴，身体向前倾靠着。《诗·陈风·泽破》："寤寐无为，辗转伏枕。"周而复《燕宿岩》："胡德生手里握着最后一颗手榴弹，伏在山边。"表藏匿、隐蔽。《老子》："祸兮福之所倚，福兮祸之所伏。"

伏尸，倒在地上的尸体。也指横尸地上。《战国策·魏四》："天子之怒，伏尸百万，留血千里。"表趴在尸体上。《史记·刺客列传》："太子闻之，驰注，伏尸而哭，极衰。"此处指患虫病的肌体。《诸病源候论》卷二十三·中恶病诸候·伏尸候："伏尸者，谓其病隐伏在人五藏内，积年不除，未发之时，身体平调，都如无患。若发动，则心腹刺痛，胀满喘急。"

久服轻身，益气延年：为《本经》上品药之常用语也，道家思想，不必多究。

药物解读

《中华人民共和国药典》2015 年版一部收载：天冬，为百合科 Asparagus cochinchinensis(Lour.)Merr. 的干燥块根。

【性味归经】性寒,味甘、苦。归肺、肾经。

【功能主治】养阴润燥,清肺生津。用于肺燥干咳,顿咳痰黏,腰膝酸痛,骨蒸潮热,内热消渴,热病津伤,咽干口渴,肠燥便秘。

【药材鉴别要点】

天冬药材呈纺锤形,略弯曲,中部肥满,两端渐细而钝,长约 5～18cm,直径 0.5～2cm。表面黄白色至淡黄色棕色,半透明,光滑或具深浅不等的纵皱纹,偶有残存的灰棕色外皮,质柔润或硬,有黏性,断面角质样,中柱黄白色。气微,味甜,微苦。

【饮片鉴别要点】

天冬饮片为横切类圆形薄片,或顺切长条形薄片,表面黄白色至淡棕色,中心黄白色,呈角质样,半透明,微具黏性,质柔润,干者质硬。气微,味甜,微苦。

蜜炙天冬,形如天冬,表面黄色至棕黄色。气微,味甜。

【拓展阅读——市场常见非正品天冬品种】

目前药材流通市场常见非正品天冬品种,有以下三种。

1. 百合科植物多刺天门冬 Asparagus myriacanthus Wang et S. C. Chen. 干燥块根。主要特征:其块粗大,呈纺锤形,簇生,肉质,棕黄色。

2. 百合科植物羊齿天门冬 Asparagus filicinus Ham. ex D. Don 的块根。四川习称羊齿天门冬,药材呈纺锤形,长约 3～7cm,直径 0.5～2cm,表面灰绿色至黄褐色,表皮皱缩,内部干瘪呈空壳状。质坚硬,易折断,断面黄白色,味苦,微麻舌,有黏性。

3. 百合科植物短梗天门冬 Asparagus cucopodineus Wall. ex Baker 的块根。药材呈纺锤形,两端尖,长约 2～8cm,直径约 0.3～0.6cm,表面黄白色,外皮灰暗色,半透明,具有深纵纹。质硬,易折断,断面浅黄白色,气微,味甜。

【临床药师、临床医师注意事项】

《四川省中药材标准》1987 年版收载,天冬 Asparagus meioclados Levl. 的干燥块根,系百合科天门冬属植物密齿天门冬。《四川省中药材标准》2010 年版将 1987 年版天冬之名称改为"小天冬",以示和《中国药典》

126

"天冬"之名区别。

本品呈纺锤形，微弯曲，中部略膨大，两端渐细而钝。表皮皱缩，长约5～10cm，直径 0.2～2cm，表面黄白色至黄棕色，略透明，偶见残存的灰棕色外皮，干者质硬而脆，吸潮后质柔软，有黏性，断面角质样，木心黄白色。气微，味甜，微苦。广东、广西、云南、贵州、四川等省区常用。

医籍选论

天门冬，《本经》言：气味苦平。《别录》言：甘寒。新出土时，其味微苦，曝干则微甘也。性寒无毒，体质多脂，始生高山，盖禀寒水之气，而上通于天，故有天冬之名。主治诸暴风湿偏痹者，言风湿之邪，暴中于身，而成半身不遂之偏痹，天冬禀水天之气，环转营运，故可治也。强骨髓者，得寒水之精也。杀三虫、去伏尸者，水阴之气，上通于天也，水气通天，则天气下降，故土中之三虫，泉下之伏尸，皆杀去也。太阳为诸阳主气，故久服轻身益气，天气通贯于地中，故延年不饥。伏尸者，传尸鬼疰，泉下尸鬼，阴而为病也。天门冬能启水中之生阳，上通于天，故去伏尸。凡治传尸之药，皆从阴达阳，由下升上。

天、麦门冬，皆禀少阴水精之气。麦门冬禀水精而上通于阳明。天门冬禀水精而上通于太阳。夫冬主闭藏，门主开转，咸名门冬者，咸能开转闭藏而上达也。后人有天门冬补中有泻，麦门冬泻中有补之说，不知从何处引来，良可嗤也。

——清·张志聪《本草崇原》

天门冬禀寒水之气，而上通于天，故有天冬之名。主治诸暴风湿偏痹者，言风湿之邪暴中于人身，而成半身不遂之偏痹。天冬禀水天之气，环转运行，故可治也。强骨髓者，得寒水之精也。三虫伏尸皆湿热所化，天冬味苦可以祛湿，气平可以清热，湿热下逐，三尸伏虫皆去也。太阳为诸阳主气，故久服轻身益气，天气贯通于地中，故延年不饥。

——清·陈修园《神农本草经读》

天门冬……气味俱降，阴也。其主暴风湿偏痹者，燥者濡之，热者清之，着者润之也，盖风本阳邪，风湿偏痹，发之以暴，暴病皆属于火也。骨属肾，肾属水，天冬气平益肺，肺金生水，故骨髓强也。三虫伏尸，皆湿热所化，味苦可以祛湿，气平可以清热，湿热下逐，三虫伏尸皆去也。久服益肺，肺清则气充,故益气,气足则身轻,气治则延年,气满则不饥也。

——清·叶天士《本草经解》

味苦,气寒,入手太阴肺、足少阴肾经。清金化水,止渴生津,消咽喉肿痛,除咳吐脓血。

《伤寒》麻黄升麻汤(麻黄二两半,升麻、当归各一两一分,知母、黄芩、葳蕤各十八铢,芍药、天门冬、桂枝、茯苓、炙甘草、石膏、白术、干姜各六铢),方在麻黄。用之治厥阴伤寒,大下后,咽喉不利,吐脓血,泄利不止者,以其清火逆而利咽喉,疗肺痈而排脓血也。水生于金,金清则水生,欲生肾水,必清肺金,清金而生水者,天冬是也。庸工以地黄血药,而滋肾水,不通极矣! 盖肺主化气,气主化水,肺中之气,氤氲如雾,雾气清降,化而为水。其精液藏于肾而为精,其渣滓渗于膀胱而为尿。天暑衣厚,则表开而外泄,天寒衣薄,则表合而内注,汗尿一也,外内不同耳。而肺金化水,必因土燥,阳明庚金,燥气司权,收敛戊土之湿,化而为燥,胃气右转,肺气肃降,而水化焉。此如凉秋变序,白露宵零也。土湿则中郁而胃逆,肺金莫降,雾气凝塞,淫蒸而化痰涎,水源绝矣。

天冬润泽寒凉,清金化水之力,十倍麦冬,土燥水枯者,甚为相宜。阳明伤寒之家,燥土贼水,肠胃焦涸,瘟疫斑疹之家,营热内郁,脏腑燔蒸,凡此闭涩不开,必用承气。方其燥结未甚,以之清金泻热,滋水滑肠,本元莫损,胜服大黄。又或疮疡热盛,大便秘塞,重剂酒煎热饮亦良。

肾阴有盛而无衰,宜温不宜补,土燥水枯之证,外感中止有此种,至于别经伤寒,此证甚少。若内伤杂病,率皆阴旺土湿,未有水亏者。土胜而水负则生,水胜而土负则死。天冬证绝不偶见,未可轻服。其性寒滑湿濡,最败脾胃而泻大肠,阳亏阴旺,土湿便滑者,宜切忌之。久服不已,阳败土崩,无有不死。后世庸工,以此杀人,不可胜数。凡肺痿肺痈,吐衄嗽喘,一切上热之证,非土燥阳实者,概不宜此,用者慎之! 其有水亏宜饵者,亦必制以渗利之味,防其助湿。土湿胃逆,痰涎淫生,愈服愈滋,而水源愈竭矣,是犹求水于阳燧也。其诸主治,止咳逆,定喘促,愈口疮,除肿痛,疗肺痿,治肺痈,去痰涎,解消渴,利小便,滑大肠。

——清·黄元御《长沙药解》

天门冬,味苦而甘,性凉,沉也,阴也,阴中有阳,无毒。入肺、肾二经。补虚痨,杀虫,润五脏,悦颜色。专消烦除热,止嗽定咳尤善,止血消肺痈有神。但性凉。多服颇损胃。世人谓天门冬善消虚热，吾以为此说不可不辨。天门冬止可泻实火之人也，虚寒最忌，而虚热亦宜忌之。盖虚热未有不胃虚者也。胃虚而又加损胃之药，胃气有不消亡者乎。胃伤而传之脾，则脾亦受伤。脾胃两伤，上不能受水谷，而下不能化糟粕矣，又何望其补哉。大约天冬，凡肾水亏而肾火炎上者，可权用之以解氛，肾大寒而肾水又弱者，断不可久用之以滋阴也。

——清·陈士铎《本草新编》

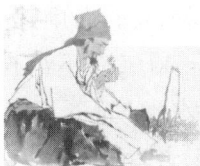

【处方用名】 蛤壳——帘蛤科 Veneridae.

【经文】 文蛤,主恶疮,蚀五痔。

本经要义

文蛤:文蛤为现今之处方用药蛤壳。《神农本草经》同时收载有"海蛤""文蛤",列为上品。蛤壳之名则始见于明·李中立《本草原始》。《本草纲目》载:"海蛤者,海中诸蛤烂壳之总称,不专指一蛤也。大抵海中蚌蛤蚶蛎,性味咸寒,不甚远,功能软散,小异大同。文蛤自是一种。"

祝按:从动物分类学上,海蛤、文蛤等,是同科不同属种之动物药的贝壳。其临床性味功效同类。

陶弘景《本草经集注》在虫兽部中品载:"文蛤,味咸,平,无毒。主治恶疮,蚀五痔。咳逆胸痹,腰痛胁急,鼠瘘,大孔出血,崩中漏下。生东海,表有文,取无时。"

祝按:海蛤、文蛤、魁蛤等,均产于东海,取无时,应是同一类海生动物的贝壳。尚志钧考证,海蛤、文蛤合并为一条,是有依据和科学的。

《中药材手册》载:"蛤壳,为帘蛤科动物文蛤 Meretrix mertrix Linnaeus. 及青蛤 Cyclina sinensis (Gmelin)的贝壳。经火煅后碾为细粉(称蛤粉)入药。"

恶疮:凡疮疡表现为焮肿痛痒、溃烂后浸淫不休,经久不愈者,统称谓恶疮。恶疮在古代又称谓"恶创"。由风热挟湿毒之气所致。《诸病源候论》卷三十五·疮病诸侯·久恶疮候:"体虚受风热湿毒之气,则生疮,痒痛焮肿,多汁壮热,谓之恶疮。而湿毒气盛,体外虚内热,其疮渐增,经久不瘥,为久恶疮。"

蚀:此处应作"阴蚀"解。"蚀",损伤、亏缺之意,如浸蚀、腐蚀。

阴蚀,病名。出自《神农本草经》。又名阴疮、阴蟨、蟨疮等。因情志郁火、损伤肝脾、湿热下注、郁蒸生虫、虫蚀阴中所致。症见外阴部溃烂,形成溃疡,脓血淋漓,或痛或痒,肿胀坠痛,多伴有赤白带下,小便淋漓等。治宜清热、利湿、杀虫。

五痔:是指牡痔、牝痔、脉痔、肠痔、血痔之合称。《诸病源候论》卷三十四·痔病诸侯·诸痔诸侯:"诸痔者,谓牡痔、牝痔、脉痔、肠痔、血痔也。"

牡痔候,肛边生鼠乳出在外者,时时出脓血者是也。

牝痔候,肛边肿生疮而出血者,牝痔也。

脉痔候,肛边生疮,痒而复痛出血者,脉痔也。

肠痔候,肛边肿核痛,发寒热而出血出者,肠痔也。

血痔候,因便血而清血随出者,血痔也。

药物解读

其性味功效、药材鉴别等详情,参阅"海蛤"条内容。

医籍选论

文蛤,味咸,平,无毒。主恶疮蚀五痔,咳逆胸痹,腰痛胁急,鼠瘘,大孔出血,崩中漏下。生东海。表有文,取无时。恶疮者,火为津液所裹;五痔者,至阴之处,为火所伏。生动其火,正欲其得,出于水也。则夫咳逆胸痹、腰痛、胁急、鼠瘘,义皆附此矣。夫血亦水属也,倘使火得入其中而迫逐焉。致男子为大孔出血,女子为崩中漏下,亦必令火有生气,乃能不与血为患也。

——清·邹澍《本经疏证》

蛤粉……止渴解酒。牡蛎、蛤蜊、海蛤、文蛤,并出海中。大抵海物咸寒,功用略同。江湖蛤蚌,无咸水浸渍,但能清热利湿,不能软坚。文蛤:背有花纹,兼能除烦渴,利小便。

——清·汪昂《本草备要》

文蛤，味咸，微寒，入手太阴肺、足太阳膀胱经。清金除烦，利水泻湿。文蛤咸寒，清金利水，解渴除烦，化痰止嗽，软坚消痞，是其所长。兼医痔疮鼠瘘，胸痹腰疼，鼻口疳蚀，便溺血脱之证。煅粉，研细用。

——清·黄元御《长沙药解》

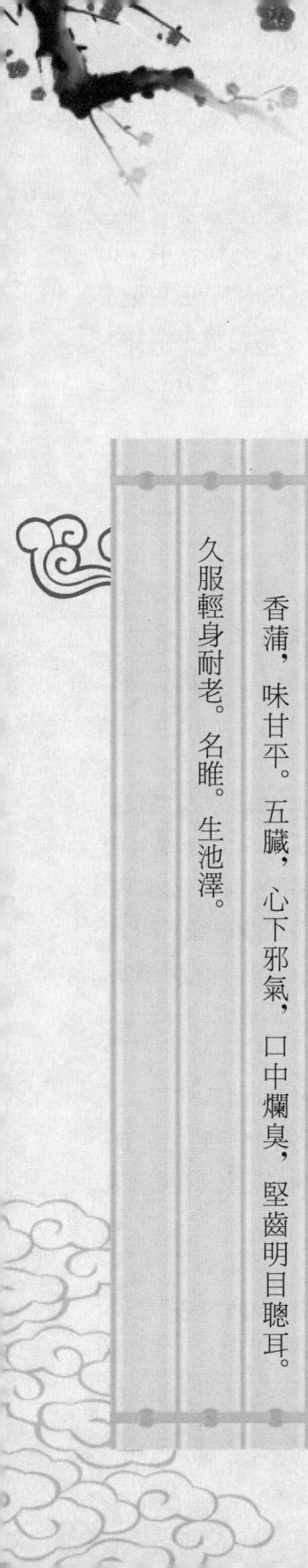

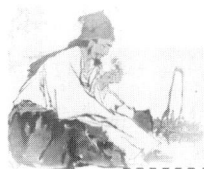

香蒲，味甘平。五臟，心下邪氣，口中爛臭，堅齒明目聰耳。久服輕身耐老。名睢。生池澤。

香蒲 Xiangpu

【处方用名】香蒲——香蒲科 Typhaceae.

【经文】香蒲，味甘平。五臟，心下邪气，口中烂臭，坚齿明目聪耳。久服轻身耐老。名睢。生池泽。

本经要义

香蒲：《中华人民共和国药典》收载之蒲黄，为香蒲科植物水浊香蒲 Typha angustifolia L. 东方香蒲 Typha orientalis Presl. 以及同属植物的干燥花粉。未收载香蒲。据沈连生主编的《神农本草经中药彩色图谱》谓：蒲黄为香蒲科植物数种香蒲植物的花粉，亦包括同属植物水蜡烛，又名长苞香蒲 Typha angustata Bory. et Chaub. 的花粉。

目前我国有香蒲属植物有 10 种之多（全世界有 18 种）。香蒲科植物在我国只有香蒲属 Typha 一属。而《本经》同时收载有"香蒲"和"蒲黄"。沈连生认为：香蒲为香蒲科香蒲属数种香蒲植物的地上茎叶部分。亦就是说，香蒲属植物的花粉称之为"蒲黄"，香蒲属植物的茎叶入药，则称之为"香蒲"。为同基原之不同入药部位。

《中药大辞典》载：香蒲，为香蒲科植物长苞香蒲 Typha angustata Bory. et Chaub. 狭叶香蒲 Typha angustifolia L. 宽叶香蒲 Typha latifolia L. 线叶香蒲 Typha davidiana Hand-Mazz. 东方香蒲

Typha orientalis Presl. 小香蒲 Typha minima Tunk. 等同属植物的全草。

五脏：即心、肝、脾、肺、肾五个脏器之合称。"脏"指胸腔内部器官的总称。《集韵·宕韵》："脏，腑也。"《字汇·肉部》："脏，五脏。"《抱朴子·内篇·至理》："或立消坚冰①，或入水自浮，能断绝鬼神，禳却虎豹，破积聚于脏腑，追二肾于膏肓，起猝死于委尸，反惊魂于既逝。《本草纲目·草部·莸蔄："主治五脏瘀血，腹中水气，热，风寒湿痹。"鲁迅《坟·我之节烈观》："虽然是他发声，却和四肢五官神经内脏都有关系"。

脏，是指胸腹腔内那些组织充实，并能贮存、分泌或制造精气的脏器。《黄帝内经素问》卷三·五脏别论篇第十一："所谓五脏等，藏精气而不泻也，故满而不能实。六腑者，传化物而不藏，故实而不能满也。"《黄帝内经灵枢》卷七·本脏第四十七："五脏者，所以藏精神血气魂魄者也；六腑者，所以化水谷而行津液者也。"中医理论根据藏象学说，五脏是人体生命活动的中心，精神意识活动分属于脏，加上六腑的配合，把人体表里的组织器官联系起来，构成一个统一的整体。

心下邪气：心下，指胃脘部位。

邪气，一指病邪，与人体正气相对而言，泛指各种致病因素及病理损害。《黄帝内经素问》卷九·评热病论篇第三十三："人所以汗出者，皆生于谷，谷生于精。今邪气交争于骨肉而得汗者，是邪却而精胜也，精胜则当能食而不复热。复热者，邪气也。""邪之所凑，其气必虚。"《黄帝内经素问》卷八·通评虚实论篇第二十八："黄帝问曰：何为虚实？岐伯曰：邪气盛则实，精气夺则虚。"精气，即指正气。盛，亢盛。夺，脱失。意思是说：邪气亢盛造成的病证叫做实证，正气脱失所引起的病证叫做虚证。

二指风、寒、暑、湿、燥、火六淫和疫疠之气等致病因素，因从外侵入人体，故而之称之外邪。"心下邪气"，系指胸腹胃脘感受外邪所致之病证。如心下支结：胃脘部自觉有物梗阻而烦闷不舒；心下痞痛：指胃脘有痞塞胀满疼痛的病证等。

口中烂臭：指口舌生疮，产生秽浊之气而臭。

《黄帝内经素问》卷二十·气交变大论篇第六十九有"民病口疮"之说，即指口舌生疮。《医贯》："口疮上焦实热，中焦虚寒，下焦阴火，各经传

---

① 水，同冰。《字汇·水部》："水，俗冰字"。

变所致"。

口中烂臭,症见口腔内唇、颊、上腭等处黏膜,出现淡黄色、灰白色之溃疡面,周围红晕,表面凹陷,局部灼痛,反复发作,影响进食和吞咽等,口中产生难闻秽气。另外,口臭病,多由于虚火郁热,蕴于胸胃,或见于口舌生疮、齿痛、肺痈等,使口腔内产生秽浊之气味。另外,小儿口疳、口疳风、口糜等,均会使口中产生秽浊之烂臭之气。

坚齿明目聪耳:系指蒲蒻(柔嫩的香蒲草)具有清热,疏风,开窍作用,故有坚齿、明目、聪耳之效。

久服轻身耐老:为道家思想。

祝按:香蒲,现代教科书和《药典》不载,亦很少药用,民间草药医生常用之。

医籍选论

随手香,别名:香蒲。随手香(香蒲)辛温止血,崩带泄精通经脉,利水行瘀止痛,跌打刀伤消肿热。

——清·刘善述《本草便方》

蒲包草,又名鬼蜡烛……其粉即蒲黄,治瘰疬,蒲包草连根采来,洗去泥,切寸段,砂锅煎汤,代茶饮,不论男女皆愈。

——清·赵学敏《本草纲目拾遗》

香蒲,即蒲黄苗,气平味甘,除秽恶,故主五脏心下邪气,口烂臭,坚齿,明目聪耳。

——明·皇甫嵩《本草发明》

蒲蒻(即柔嫩的蒲草),一名蒲笋,蒲儿根。气味:甘,平,无毒。时珍曰:寒。主治:五脏心下邪气,口中烂臭,坚齿明目聪耳,久服轻身耐老……

附方:蒲黄草根捣封之,并煎汁饮及食之,治疗妒乳[①]、乳痈。

——明·李时珍《本草纲目》

---

① 妒乳:又名螳螂子,中医病证名,指小儿出生一月左右,口腔内两侧出现肿硬,隆起,视之颇似螳螂子,小儿吮乳困难,甚则啼哭不能出声,日久则面呈黄色,鼻准部尤为明显。

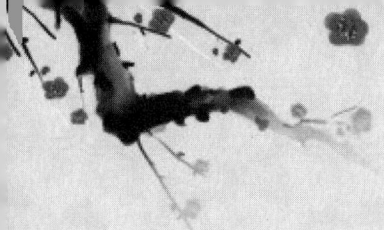

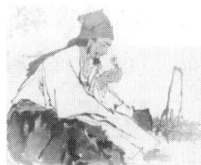

续断 Xuduan

【处方用名】续断——川续断科 Dipsacaeae.

【经文】续断,味苦微温。主伤寒,补不足,金创痛伤,折跌,续筋骨,妇人乳难,久服益气力。一名龙豆,一名属折。生山谷。

本经要义

续断:续断,因其具有接续、折接骨之功而故名。续断有接续、嗣续、连续之义,诚为男女之要药。接续者,接筋续骨血脉也;嗣续者,保胎接代也;连续者,延年葆春之义也。为中医常用补益肝肾、强筋健骨、止漏、安胎、跌打损伤、接骨止痛之常用药。凡因肝肾不足而致之步履艰难,风湿麻木,肢体疼痛的病证,则续断主之;通利血脉,跌打损伤,筋骨不利等均可用之。

从本草文献看续断药用品种之变迁

历代本草文献所载之续断,其药用品种颇为复杂,变迁很大。《中华人民共和国药典》所收载的续断 Dipsacus asper Wall. ex Henry. 是明清以后至今所用品种。

《神农本草经》所载续断,无植物形态描述。

續斷,味苦微溫。主傷寒,補不足,金創癰傷,折跌,續筋骨,婦人乳難,久服益氣力。一名龍豆,一名屬折。生山谷。

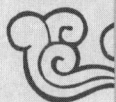

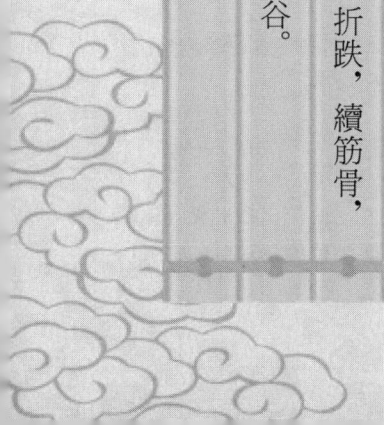

《本草经集注》载："续断，今皆用茎叶，节节断，皮黄皱，状如鸡脚者，又呼桑上寄生。"应是现今桑寄生科植物槲寄生 Viscum coloratum Nakal. 陶氏又云："时人又有接骨树，高丈余许，叶似蒴藋①皮主治金創，有此接骨名，疑或是"。

祝按：此应为忍冬科 Caprifoliaceae 接骨草属 Sambucus 植物接骨草 Sambucus chinensis Lindl. 或血满草 Sambucus adnata Wall. 的根或根茎。

《新修本草》载："此药，所载山谷皆有，今俗用是。叶似苎而茎方，根如大蓟，黄白色。"

宋·《图经本草》："续断……三月已后生苗，秆四棱似苎麻，叶也类也，两两相对而生，四月开花，红白色，似益母花。根如大蓟，赤白色，七月八月采。"

祝按：《图经本草》所附药图"降州续断"应是唇形科 Labiatae 植物糙苏 Phlomis umbrosa Turcz. 的根。而其所附药图"越州续断"应是菊科 Compositae 植物大蓟 Cirsium japonicum DC 的根或同属植物的根。

明·兰茂《滇南本草》："续断，一名鼓槌草（其花形似击鼓的槌），又名和尚头。鼓槌草，独苗对叶，苗上开花似槌。"

祝按：《滇南本草》所载"续断"应是川续断科 Dispacaceae 川续断属 Dipsacus 植物续断 Dipsacus asper Wall. ex Henry. 的根，习称川续断。

我国著名本草学家谢宗万教授生前曾指出：历代本草文献的续断，品种变化很大，临床应用品种繁多。川续断科植物川续断 Dipsacus asperoides C. Y. Chong. et T. M. Ai 是明清以后的药用续断品种，因以四川产者为道地，故名"川续断"。明代以前所用续断，为现今桑寄生科 Loranthaeae 植物槲寄生 Viscum coloratum Nakal. 忍冬科 Caprifoliaceae 植物陆英 Sambucus chinensis Lindl. 唇形科植物糙苏 Phlomis umbrosa Turcz. 忍冬科植物血满草 Sambucus adnata Wall. 菊科植物大蓟 Cirsium japonicum DC 等的根。

---

① 藋:zhuo。蒴藋，又称作"蓫"，草药接骨草的别称，又名陆英。

主伤寒："伤寒"有三义：

一是，中医病名。为多种外感热病的总称。《黄帝内经素问》卷九·热论篇第三十一："黄帝问曰：今夫热病者，皆伤寒之类也，或愈或死，其死者以六七日之间，其愈者以十日以上者何也？不知其解，愿闻其故。岐伯对曰：巨阳（太阳）者，诸阳之属也，其脉连于风府，故为诸阳主气也。人之伤于寒也，则为热病，热虽甚不死……"仲景《伤寒论》以"伤寒"命名，即包括多种外感热病在内，即广义的伤寒。

二是，指狭义伤寒。为外感寒邪，感而即发的病变。《难经》第五十八难："伤寒有五，有中风，有伤寒，有湿温，有热病，有温病，其所苦各不同。"其中之伤寒，即指狭义伤寒。《伤寒论》卷二·辨太阳病脉证并治法上第五："太阳病，或已发热，或未发热，必恶寒，体痛，呕逆，脉阳明俱紧者，名曰伤寒。"这是指太阳表证，也是指狭义之伤寒。

三是，指冬季感寒邪所病致证。晋·王淑和《伤寒例》："冬时严寒，触冒之者，乃名伤寒耳。""从霜降以后，至春分以前，凡有独冒霜雾，中寒即病者，谓之伤寒。"王氏除说明发病的原因外，还认为发病有一定的季节性，又叫正伤寒。

补不足：补肝肾，强健筋骨，补经脉伤损之不足。

金创痈伤："金"，指古代金刃箭伤。

"創"通"疮"。"創"，创伤。《说文》："刃，伤也。从刃，从一。創，或从刀，仓声。""疮"为"瘡"之简体字。指外伤，伤口。《玉篇·疒部》："瘡，瘡痍也。古作創。"《金匮要略》卷中·疮痈肠痈浸淫病脉证并治第十八："若身有疮，被刀斧所伤，亡血故也。病金疮，王不留行散主之。"北齐颜之推《还冤记》："持刀者不能留意，遂斫数疮，然后始绝。"《三国演义》第五十五回："（周瑜）大叫一声，金疮并裂，倒于船上。"

"疮"，又谓疮疖、溃疡。《集韵·唐韵》："疮，疡也。"《黄帝内经素问》卷二十二·至真要大论第七十四："少阴司天……发热耳聋目瞑，甚则胕肿血溢，疮疡咳喘……少阴司天，客胜则丹胗外发，及为丹熛疮疡……"《神农本草经》："丹雄鸡……鸡子，主除热，火疮痫痉。"《重修证和经史证类备用本草》草部下品："五毒草，味酸、平。无毒。根主痈疽恶疮毒肿。"

痈，疮面浅而大者为痈。多由外感六淫，过食膏粱厚味，外伤感染等，致营卫不和，邪热壅聚，气血凝滞而致。因发病部位不同，分为内痈、外痈两类。属急性化脓性疾患。

伤，此处指刀、箭外伤等。

金創痈伤，指各种金刃刀箭外伤、痈肿疮毒等感染性疾病。

折跌：指各种跌打损伤、扭伤、骨折等疾患。

续筋骨：指续断具有能治疗跌打损伤、续筋接骨作用。

妇人乳难："乳"，指生子。

《说文》："乳人及鸟生子曰乳，兽曰产。从孚，从乙。乙者，玄鸟也。《明堂》《月令》：'玄鸟至之日，祠于高禖以请之。'故乳从乙。请子必以乙至之日者，乙春分来，秋分去，开生之候鸟，帝少昊司分之官也。"

段玉裁注："此说从孚、乙会意之恉。孚者，卵即孚也。乙者，请子之候鸟也。"

《广雅·释放一》："乳，生也。"

《汉书·赵皇后传》："（许美人）元延二年怀子，其十一月乳。"

《礼记·月令》："雁北乡，鹊始巢，雊雏鸡乳。"

《史记·扁鹊仓公列传》："菑川王美人怀子而不乳。"

司马贞索隐："乳，生也。"

乳难，指妇人难产。妇人乳难，又指妇人整个生子（分娩）过程。

药物解读

《中华人民共和国药典》2015 年版一部收载：续断，为川续断科植物川续断 Dipsacus asper Wall. ex Henry. 的干燥根。

【性味归经】性微温，味苦、辛。归肝、肾经。

【功能主治】补肝肾，强筋骨，续折骨，止崩漏。用于肝肾不足，腰膝酸软，风湿痹痛，跌仆损伤，筋伤骨折，崩漏，胎漏。

酒制续断：用于风湿痹痛，跌扑损伤，筋伤骨折。

盐制续断：用于腰膝酸软。

【药材鉴别要点】

续断药材品呈圆柱形，略扁，有的微弯曲，长 5～15cm，直径 0.5～2cm。上端较粗，向下渐细，表面灰褐色或黄褐色，有显著凸起纵皱与凹陷的沟纹，皮孔横裂及少数须根茎。商品药材多截切成段。质软，久置后变硬，易于折断，断面不平坦，微带角质，横断面淡褐色，圆形或扁圆形，边缘屈曲不齐。皮部褐色,其厚度约占木部一半,形成层略呈红棕色,木部淡褐色至灰绿色,维管束呈放射状排列,微显绿色。味甘、微辛、涩,有类似龙眼之气味。

【饮片鉴别要点】

续断饮片呈类圆形的厚片,直径 0.5～2cm,外表皮灰褐色至黄褐色,有纵皱纹,切面皮部墨绿色至棕褐色,木部灰黄色至黄褐色,可见放射状排列的导管束纹,形层部位多有深色环。气微,味苦,微甜而涩。

【拓展阅读——目前常见非正品续断品种】

1. 川续断植物紫花续断

川续断植物紫花续断 Dipsacus atropurpureus C. Y Cheng. et T. T Yin 的干燥根,其药材外观形状与正品续断极其相近,很难区别。在商品流通中常与正品续断相混用。

2. 唇形科植物糙苏

唇形科植物糙苏 Phlomis umbrosa Turcz. 的干燥根。

【临床药师、临床医师注意事项——中医所用续断古今区别】

1. 西汉至明清时期

西汉至明清时期所用续断主要有 4 种:

桑寄生科植物槲寄生 Viscum coloratum Nakal. 的全株。

忍冬科植物接骨草(陆英)Sambucus chinensis Lindl. 或血满草 Sambucus adnata Wall. 的根或根茎。

唇形科植物糙苏 Phlomis umbrosa Turcz. 的根。

菊科植物大蓟 Cirsium japoicum DC. 的根。

2. 明末清初至今

明末清初至今所用续断为川续断科植物川续断 Dipsacus asper Wall.

医籍选论

续断气味苦温,根色赤黄,晒干微黑,折有烟尘,禀少阴阳明火土之气化,而治经脉三因之证。主治伤寒者,经脉虚而寒邪侵入,为外因之证也,补不足者,调养经脉之不足,为里虚内因之证也。金疮者,金伤成疮,为不内外因之证也。经脉受邪,为痈为疡,亦外因也。折跌而筋骨欲续,亦不内外因也。妇人经脉不足而乳难,亦里虚内因也。续断禀火土之气,而治经脉三因之证者如此。久服则火气盛，故益气。土气盛，故益力也。

——清·张志聪《本草崇原》

续断，此以形为治，续断有肉有筋，如人筋在肉中之象，而色带紫带黑，为肝肾之象。气味苦温，为少阴、阳明火土之气化，故伤寒于经络而能散之，痈疡结于经络而能疗之。折跌筋骨有伤，而能补不足，续其断绝；以及妇人乳难，而能通其滞而为乳。久服益气力者，亦强筋壮骨之功也。

——清·陈修园《神农本草经读》

续断，气微温……气升味降，阳也。肝藏血，心主血，血者营也，中之守也，血虚则中伤。续断气微温入肝，肝者阳中之少阳，以生气血者也，所以主伤中。补不足者，补肝经之不足也。金疮痈疡，皆伤血之症。气温益血，味苦清心，所以主之。折跌续筋骨者，气微温能活血，血活则断者续也。女人血不足则乳难，气温行血，血充乳自多也。肝者罢极之本，以生血气之脏也。气微温，达少阳之气，所以益气力也。续断一味，治产后诸症。

——清·叶天士《本草经解》

续断，味苦微温。主伤寒，苦温能散寒。补不足，补伤损之不足。金疮痈伤，折跌，续筋骨，肌肉筋骨有伤，皆能治之。妇人乳难。通滞之功。久服，益气力。强筋骨也。

此以形为治。续断有肉有筋，如人筋在肉中之象，而色带紫黑，为肝肾之色，故能补续筋骨。又其性直下，故亦能降气以达下焦也。

——清·徐大椿《神农本草经百种录》

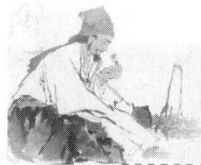

旋復花 Xuanfuhua

【处方用名】金沸草——菊科 Compositae

【经文】旋復花,味咸温。主结气,胁下满,惊悸,除水,去五脏间寒热,补中下气。一名金沸草。一名盛椹。生川谷。

本经要义

旋復花:旋復花,现今写作旋覆花,古代临床所用旋覆花,即今之金沸草。

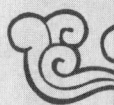

本 草 溯 源

梁·陶弘景在《本草经集注》:"旋覆华,味咸、甘,温、微温,冷利,有小毒。主治结气,胁下满,惊悸,除水,去五脏间寒热,补中下气。消胸上痰结,唾如膠漆,心胁痰水,膀胱留饮,风气湿痹,皮间死肉,目中䀮,利大肠,通血脉,益色泽。一名金沸草,一名盛椹,一名代椹。其根:主风湿。生平泽川谷。五月采花,日干,二十日成。"

元·王好古《汤液本草》:"旋覆花,气温,味咸、甘。冷利,有小毒。《本经》云:主补中下气,消坚软痞,消胸中痰结,吐如胶漆。脐下膀胱留饮。利大肠,通血脉。发汗吐下后,心下痞,噫气不除者,宜此。仲景治伤寒汗下

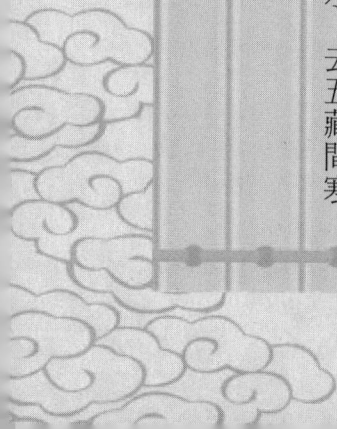

热,補中下氣。一名金沸草。一名盛椹。生川穀。

旋復花,味咸溫。主結氣,脅下滿,驚悸,除水,去五藏間寒

后，心下痞坚，噫气不除，旋复代赭汤。胡洽治痰饮，两胁胀满，旋复花丸，用之尤佳。"

祝按：王好古所言旋覆花，即今之菊科植物金沸草，并明确指出：仲景所用之旋覆代赭汤，胡洽所用之旋覆丸中之旋覆花，即是《本经》所载之旋覆花，又名金沸草。

明·李中梓《医宗必读》卷三："旋覆花，味咸甘，微温无毒。入肺、大肠二经。去蒂焙。老痰坚硬，结气，留饮，风气湿痹，利肠通脉，一名金沸草"。

祝按：李氏所言旋覆花，即《本经》所载"金沸草"，"去蒂培"应是去其花蒂和根，地上部位全草入药。

清·黄宫绣《本草求真》："旋覆花，专入肺、大肠，即《本经》所言金沸草者是也，其性虽兼温，凡阴虚劳嗽，风热燥咳，不可误用……五月五日采(带)花晒干，去皮、蒂、蕊、壳用。"

祝按：非常明显，为带花全草入药。且必须去掉花之蒂、蕊、壳用。

李时珍在《本草纲目》言："凡藤蔓之属，象人之筋，所以多治筋病，旋覆花，藤细如筋，可啖，故能续筋敷伤……。"

祝按：今人言旋覆花主降，误矣。

现代教科书载：旋覆花，为菊科植物旋覆花 Inula japonica Thunb. 欧亚旋覆花 Inula Britannica L. 的干燥头状花序。

金沸草，为旋覆花的地上部分(包含头状花序)，其性味功效与旋覆花相似，性善疏散。主要用于外感咳嗽痰多之证。

味咸温：《本经》言：旋覆花(金沸草)，性温，味咸。《药典》2015年版一部：旋覆花，性微温，味苦、辛、咸。金沸草：性温，味苦、辛、咸。归肺、大肠经。

结气：气结之病。"结"，聚积。"结气"气病之一种。即"气结""气郁"等。如气结胸中或气结脘腹等。

胁下满："胁"即在侧胸部，由腋部以下第十二肋骨部位的统称。

胁下满，即胁下胀满、胁部满闷等，为病证名，多由气结、气郁、痰凝、脉结阻滞所致。如肝气郁结。多兼有胸闷纳减、胀痛等，常随情志变化而增剧。亦有因肝经虚寒而见胁肋胀痛者。

驚悸：病证名，又称惊悸。

一是指由于惊骇而悸，或心悸易惊、恐惧不安的病证。《诸病源候论》卷三·虚劳病诸候·虚劳驚悸候："心藏神而主心脉，虚劳损伤血脉，致令心气不足，应为邪气所乘，则使驚而悸动不定"。

"悸"，①指心惊跳，《说文·心部》："悸，心动也"。《黄帝内经素问》卷二十·气交变大论篇第六十九："民病身热烦心，躁悸，阴厥上下中寒，谵妄心痛，寒气早至，上应辰星。"王冰注："悸，心跳动也。"②表惊恐，惧怕。《楚辞·王逸〈九思·悼乱〉》："惶悸兮失气，踊跃兮距跳"。王延寿注："悸，懼也。"③表怒。《广雅·释诂二》："悸，怒也。"④心悸病，后作瘵。

二是指突然心悸欲厥，时作时止的病证。心悸，指患者不因惊吓，自觉心跳，心慌，悸动不安。多由气虚、停饮，或气滞血瘀所致。（孙思邈《备急千金要方》第十三卷·心藏："心藏脉，脉舍神，怵惕思则伤神，神伤则恐惧自失……"）

三是指因惊而悸的惊悸。

另外，心悸的重证，称之为"怔忡"，心跳有恐惧感，多由阴血亏损，心失所养所致。

除水："水"，此处指水气、水胀（水肿）等。"水气"在《金匮要略》论水气病中，包括风水、皮水、正水、石水等。又指水饮、痰饮。《伤寒论》辨太阳病脉证并治："伤寒心下有水气，咳而微喘，发热不渴……"

寒热：详见甘草"本经要义"寒热项可互参。

下气：详见薏苡仁"本经要义"下气项可互参。

药物解读

《中华人民共和国药典》2015年版一部收载：旋覆花，为菊科植物旋覆花 Inula japonica Thunb. 欧亚旋覆花 Inula Britannica L. 的干燥头状花序。

【性味归经】性微温，味苦、辛、咸。归肺、脾、胃、大肠经。

【功能主治】降气，消痰，行水，止呕。用于风寒咳嗽，痰饮蓄结，胸膈痞闷,咳喘痰多,呕吐嗳气,心下痞硬。

《中华人民共和国药典》2015 年版一部收载:金沸草,为菊科植物旋覆花 Inula japonica Thunb. 欧亚旋覆花 Inula Britannica L. 的干燥地上部分。

【性味归经】性温,味苦、辛、咸。归肺、大肠经。

【功能主治】降气、消痰、行水。用于外感风寒、痰饮蓄结,咳喘痰多,胸膈痞满等。

【药材(饮片)鉴别要点】

旋覆花呈扁球形或类球形,直径 1~2cm。总苞由多数苞片组成,呈覆瓦状排列,苞片披针形或条形,灰黄色,长 4~11mm;总苞基部有时残留花梗,苞片及花梗表面被白色茸毛,舌状花 1 列,黄色,长约 1cm,多卷曲,常脱落,先端 3 齿裂;管状花多数,棕黄色,长约 5mm,先端 5 齿裂;子房顶端有多数白色冠毛,长 5~6mm。有的可见椭圆形小瘦果。体轻,易散碎。气微,味微苦。

【金沸草药材鉴别要点】

茎呈圆柱形,上部分枝,长 30~70cm,直径 0.2~0.5cm;表面绿褐色或棕褐色,疏被短柔毛,有多数细纵纹;质脆,易折断,断面黄白色,髓部中空。叶对生,叶条披针形至长圆形,长约 5~10cm,宽约 0.5~1cm,先端尖,叶基抱茎。叶全缘,边缘反卷。叶背面被短柔毛。头状花序顶生,直径 0.5~1cm,冠毛白色,气微,味微苦。

【金沸草饮片鉴别要点】

饮片呈不规则的段,茎圆柱形,表面绿褐色至棕褐色,疏被短柔毛,有多数细纵纹。切面黄白色,髓部中空。叶多已破碎,冷水浸泡后展开,完整者先端尖,基部抱茎,叶全缘。头状花序,冠毛白色。气微,味苦。

【拓展阅读——临床用药旋覆花品种】

临床用药中,全国范围内除旋覆花 Znula japonica Thunb. 窄叶旋覆花 Inula linariifolia Turcz 外,还有以下同属品种当金沸草入药。

1. 水朝阳草　(明·《滇南本草》、清·《植物名实图考》)别称:水朝阳旋覆花,又名水葵花 Inula heliannnths-aquatica C. Y. Wu. ex Ling 本品在云南、贵州、四川部分地区当金沸草应用。

2. 湖北旋覆花　Inula hupehensis(Ling.)Ling. 本品在湖北和西南部

分省区当金沸草应用。其花序称为旋覆花。

3. 沙旋覆花　Znula salsoloides（Turca.）Ostenf. 在甘肃等省区当金沸草应用。

【临床药师、临床医师注意事项】

◆ 古代文献所言旋覆花，系指金沸草全草入药。近现代才将头状花序和全草分别入药，其头状花序称谓旋覆花，全草入药称谓金沸草，亦就是说：古代文献旋覆花之性味功效，实际上系指代花全草之性味功效。

◆ 金沸草，始载于《神农本草经》为较常用中药，别称旋覆花、金沸花、六月菊等。学名：Inula japonica Thunb. 和窄叶旋覆花（又名：线叶旋覆花）Inula linariifolia Turcz. 窄叶旋覆花在文献中之拉丁学名曾用 Znula linaraefolia Turcz. 及 Znula lineariifolia Turcz. 根据《国际植物命门法》规定，应写为 Inula linariifolia Turcz.

医籍选论

旋覆花《本经》名金沸草，《尔雅》名盗庚，近道皆有……花名旋覆者，花圆而覆下也。草名金沸者，得水露之精，清肺金之热沸也。又名盗庚者，开之时，盗窃庚金之气也。气味咸温，有小毒。盖禀太阳之气化。

夫太阳之气，从胸胁以出入，故主治胸中结气，胁下胀满，太阳而覆冒于下，故治惊悸。太阳为诸阳主气，气化则水行，故除水。五脏如五运之在地，天气旋覆于地中，则五脏之寒热自去矣。去五脏间寒热，故能补中。治结气、胁满、惊悸、除水，故能下气也。

——清·张志聪《本草崇原》

旋覆花，气味咸、温，有小毒。主结气，胁下满，惊悸，除水，去五脏间寒热，补中益气。

旋覆花气温，禀风气而主散，味咸，得水味润下而软坚，味胜于气，故以味为主。惟其软坚，故结气胁下满等证，皆能已之；惟其润下，故停水惊悸，及五脏郁滞而生寒热等证，皆能已之。借咸降之力，上者下之，水气行，痰气消，而中焦自然受补矣。《本经》名金沸草。

清·叶天士《本草经解》："旋覆气温，禀天春和之木气，入足厥阴肝经；味咸有小毒，得地北方阴惨之水味，入足少阴肾经；气味降多于升，阴也。温能散积，咸能软坚，故主结气胁下满也。水气乘心则惊悸，咸温下水，所以并主惊悸也。去五脏间寒热者，五脏藏阴者也，痰蓄五脏，则寒不藏而寒热矣；咸温可以消痰，所以去寒热也。补中者，中为脾胃，水行痰消，则中宫脾胃受补也。下气者，咸性润下也。因有小毒。所以服之必烦也。"

————清·陈修园《神农本草经读》

旋覆花，味咸，入手太阴肺、足阳明胃经。行凝涩而断血漏，涤瘀浊而下气逆。

《金匮》旋覆花汤，旋覆花三两，葱白十四茎，新绛少许，煎，顿服。治妇人半产漏下。以肝脾阳虚，胎元失养，是以半产。血瘀不升，是以漏下。

旋覆行血脉之瘀，葱白通经气之滞，新绛止崩而除漏也。

《伤寒》旋覆代赭汤，旋覆花三两，半夏半升，代赭石一两，人参二两，甘草三两，大枣十二枚，生姜五两。治伤寒，汗吐下后，表证已解，心下痞硬，噫气不除者。以土虚胃逆，碍甲木下行之路，胃口痞塞，浊气不降。

参、甘、大枣，补其中脘，半夏、姜、赭，降其逆气，旋覆花行其瘀浊也。

旋覆花通血脉而行瘀涩，能除漏滴，清气道而下痰饮，善止哕噫。其诸主治，逐痰饮，止呕逆，消满结，软痞硬，通血脉，消水肿。

————清·黄元御《长沙药解》

祝按：张仲景所用旋覆花为现今之金沸草。

味咸温……此以味为治，凡草木之味，咸者绝少。咸皆治下，咸而能治上焦者尤少。惟此味咸而治上，为上中二焦之药。咸能软坚，故凡上中二焦凝滞坚结之疾，皆能除之。凡体轻气芳之药，往往能消之，疾无不因郁遏而成。《内经》云：火郁则发之。轻芬之体能发散，故寒热除也。

———— 清·徐大椿《神农本草经百种录》

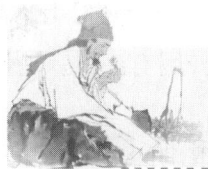

旋华 Xuanhua

【处方用名】面根藤——旋花科 Convlvulaceae.

【经文】旋華，味甘温。主益气，去面皯黑色，媚好。其根味辛，主腹中寒热邪气，利便。久服不饥轻身。一名筋根華，一名金沸。生平泽。

本经要义

旋華："華"是"华"的繁体字，通"花"，花朵之意。"旋華"，即"旋花"。

《说文·華部》："華，荣也。"

《诗·周南·桃夭》："桃之夭夭，灼灼其華。"

晋·陆机《短歌行》："时无重至，華不再扬。"又表花开之意。

《礼记·月令》："（仲春之月）始雨水，桃如華。"

南朝梁江淹《效阮公诗十五首》之十五："天道好盈缺，春華故秋调。"

本草溯源

旋华，《本经》未作形态描述，不知何物。

梁·陶弘景《本草经集注》："旋花，味甘温，无毒。主益气，去面皯黑色，媚好。其根：味辛，主治腹中寒热邪气，利小便。久服不饥，轻身。一名筋根花，一名金沸，一名美草。"

旋華，味甘溫。主益氣，去面皯黑色，媚好。其根味辛，主腹中寒熱邪氣，利便。久服不饑輕身。一名筋根華，一名金沸。生平澤。

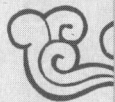

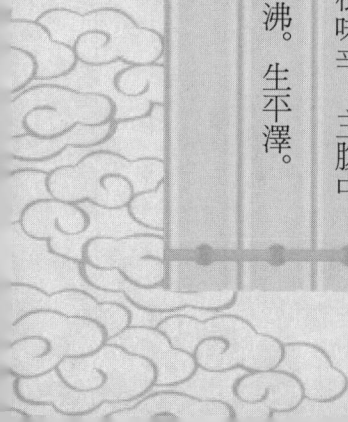

唐·苏敬《新修本草》："旋花……此草生平泽，旋葍是也，其根似筋，故一名筋根。""葍"，音 fu，即旋花。《说文·帅部》："葍，蕾也。"《诗·小雅·我行其野》："我行其野，言采其葍"。毛传："葍，恶菜也。"

祝按：恶菜即面根藤。

五代·韩保昇《蜀本草》："蜀本图经云，旋葍花根也，蔓生，叶似著蒉而多狭长，花红白色，根无毛节，蒸煮堪啖，味甘美。根名筋根。"

祝按：曹元宇认为：旋华，今通旋花。学名 Calystegla sepium R. Br. Var. japonica Makino. 为旋花科旋花属植物无疑。经考证，应是现今"篱天剑"又名筋根花、鼓子花。

明·朱橚《救荒本草》："葍子根，俗名，打碗花，一名兔儿苗，一名狗儿秧……蔓延而生，叶似山药叶而狭小，开花状似牵牛花，微短而圆，粉红色，其根甚多多……采根洗净，蒸食之，或晒干杵碎炊饭食亦好，或磨作面作烧饼蒸食皆可。久食则头晕，破腹间食则宜。"

祝按：所附药图为旋花科旋花属植物面根藤。

《植物学大辞典》："小旋花 Calystegia hederacea Wall. 旋花科旋花属，自生原野田畎等处。草本，有缠绕茎，似牵牛子，叶大小不一，作戟形或箭形，六七月顷，叶腋出花梗，开漏斗状花，带红白色，日中开放，日暮即萎。"

综上所述，《本经》所载"旋华"，即现今旋花科植物面根藤 Calystegia hedetacea Wall. 和同科属植物篱天剑 Calystegia sepium（L.）R. Br. 又名：打碗花、鼓子花、筋根花等。

味甘温：现代民间草药医认为本品性平，味淡，微甘，无毒。

主益气："益气"，此文指补中益气，善补脾土之气，面根藤治疗小儿疳积疗效显著。

面奸：即面黚。

"面"，脸面、面部、皮面。奸，读 gan，指皮肤黧①黑枯槁。《说文·皮

---

① 黧：li，黑中带黄的颜色。

部》："䵟，面黑气也"。《广雅·释诂一》："䵟，病也"。《楚辞·渔父》："颜色憔悴。"汉王逸注："䵟，微黑也。"《本草纲目·谷部·大豆黄卷》："大豆黄卷，去黑䵟，润肌肤皮毛"。

䵟，读 gan，同"䵟"，黑色。《玉篇·黑部》："黯，黑色。"指脸面部黑斑。《广韵·旱韵》："䵟，面黑，黯，同䵟。"唐·孙思邈《备急千金要方·谷米》："去黑痣面黯，润泽皮毛。"

宋·魏泰《东轩笔録》卷十二："吕惠卿当语王荆公曰：公面有黯，用园荽洗之，当去。荆公曰：吾面黑耳，非黯也。吕曰：园荽其如予何？"明·方以智《物理小识·龙虱》："漳州人传，中秋前三日，海口飞堕龙虱，余日绝无，食之除面黯，活血。"

面䵟，即指面部黑斑。

黑色：指前文"面䵟黑色"，系指严重的面部黑斑。

媚好："媚"，通"魅"。清·朱骏声《说文通训定声·履部》："媚，假借为魅。"《列子·力命》："鬼媚不能欺。"殷敬顺等释义："媚，或作魅"。"媚"有三义。

其一，表喜爱。《说文·女部》："媚，说也。"段玉裁注："说，今悦字也。《大雅》毛传曰：媚，爱也。"

其二，表巴结；讨好之意。《正字通·女部》："媚，諂媚。又亲顺也"。《诗·大雅·卷阿》："维君子使，媚于天下。"朱熹注："媚，顺爱也。"《二十年目睹之怪现状》第一百零六回："只有天天下功夫去媚秀英，甜言蜜语去骗他。"

其三，表美好；娇艳。即《本经》经文之意。《广雅·释诂一》："媚，好也。"《尔雅·广诂》："媚，美也。"《玉篇·女部》："媚，妩媚也。"晋·陆机《文赋》："石韫余而山辉，水怀珠而川媚。"宋·苏轼《木兰花令》："三月风光初觉媚。"

"好"，有二义。

其一，表美色，指女子貌美。元·石君宝《秋胡戏妻》第二折："他有一个女儿唤作梅英。侭生得十分好。"

其二，表美；优良。《说文·女部》："好，美也。"《儒林外史》第二十三回："一切的东西是我们徽州出的好。"

媚好，指面部长了黑斑的人，用旋华的花治疗后长得漂亮美丽了。

根,味辛:《本经》言,根。味辛。现今言本品根性温,味甘。

寒热邪气:详见甘草、山药"本经要义"之"寒热邪气"可互参。

药物解读

《中药大辞典》收载:面根藤,为旋花科植物打碗花 Calystegia hederacea Wall. 的全草或根。

【**性味归经**】性平,味淡,微甜。无毒。

【**功能主治**】治淋病,妇人白带,月经不调,小儿疳积。

旋花,旋花科植物篱天剑 Calystegin sepium(L.)R. Br. 的花朵。别名:筋根花,鼓子花,饭藤。

【**性味功效**】性温,味甘,微苦,无毒。

【**功能主治**】益气,去面皯黑色。

旋花苗,旋花科植物篱天剑 Calystegin sepium(L.)R. Br. 的茎叶。

【**功能主治**】治丹毒,小儿热毒。治糖尿病,腹痛,胃脘痛等。

祝按:民间用其花,捣汁涂面,去面黑斑,或采花晒干,与白芷共为细末,敷面,美容,去面部黑斑效佳。

本品根为民间草医常用药,名面根藤,煎水服,或煮食,治疗小儿疳积,疗效颇佳。

医籍选论

旋花,一名鼓子花,本功外,取根食之,不饥。又取根苗捣绞汁服之,主丹毒,小儿毒热。根主续筋骨,合金疮。

——唐·陈藏器《本草拾遗》

旋花,温。主呕吐,旋葍花根也,蔓生,叶似薯蓣而多狭长,花红白色,根无毛节,蒸煮堪啖①,味甘美。根名筋根。今所在川泽皆有,二月、八月采根,日干。

——五代·韩保昇《蜀本草》

旋花,其花不作瓣状。如军中所吹鼓子,故有旋花、鼓子花之名。一种

---

① 啖,音 dan,通"淡"。味薄,味淡之意。《广雅·释诂二》:"啖,食也。"《山海经·海外东经》:黑齿国在此,为人黑,食稻啖蛇。

千叶者,色似粉红丹,俗呼为缠枝牡丹。旋花田野藤蔓皆生,逐节延蔓,叶如菠菜叶而小,至秋开花,如白牵牛花,粉红色,亦有千叶者,其根白色,大如堇,不结子。

——明·李时珍《本草纲目》

祝按:现今教科书和《药典》未收载,但民间广为应用。

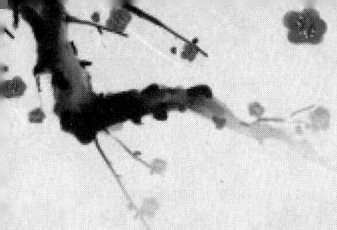

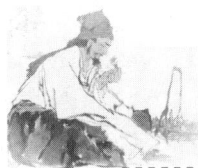

牙子，味苦寒。主邪氣熱氣，疥搔，惡瘍，創痔，去白蟲。一名狼牙。生川穀。

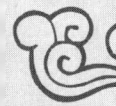

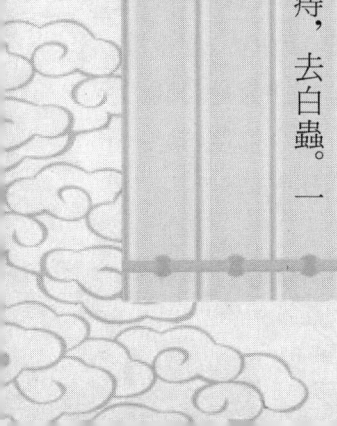

牙子 Yazi

附：仙鹤草 Xianhecao

【处方用名】仙鹤草根——蔷薇科 Rosaceae.

【经文】牙子，味苦寒。主邪气热气，疥搔，恶疡，创痔，去白虫。一名狼牙。生川谷。

曹元宇辑注本：狼牙，味苦寒，有毒。主治邪气热气，疥瘙恶疡疮痔，去白虫。一名牙子。生川谷。

尚志钧辑校本：狼牙，味苦，寒。主治邪气，热气，疥瘙，恶疡，疮痔，去白虫。一名牙子，生川谷。

本经要义

牙子：其他版本作"狼牙"。张志聪：狼牙《本经》名牙子，《别录》名狼齿，《吴普本草》名犬牙……其根黑色，若兽之齿牙，故有诸名。《本经》未明言其入药部位。

本 草 溯 源

《名医别录》：牙子，味酸，有毒。一名狼齿，一名狼子，一名犬牙。生淮南及宛朐。八月采根，暴干。中湿腐烂生衣者，杀人。

祝按：明确指出，牙子以根入药，并提出其质量标准，因受潮而腐烂变质、发霉者不能用，用者有毒，杀人。

五代·韩保昇《蜀本草》："牙子，味苦，酸，寒,有毒……一名狼牙,一名狼齿,一名狼子,一名犬牙……八月采根曝干……牙子苗似蛇莓而肥大,深绿色。根有牙若兽之牙,今所在有之,二月、三月采芽,日干。"

祝按:韩保昇明确指出根入药,并另立"根芽"一名,单独入药。现代药理学研究证实,仙鹤草芽善治肠道寄生虫,这和古代医药文献,狼牙祛虫相吻合,古代文献仙鹤草根入药,实际上与韩保昇所言相符,即仙鹤草根实际上包括仙鹤草根芽。

唐·苏敬《新修本草》:"牙子……八月采根,曝干……其根芽亦似兽之牙齿也。"

宋·苏颂《图经本草》"牙子,即狼牙子……苗似蛇莓而肥大,深绿色。根黑色,若兽之齿牙,故以名之。三月八月采根,日干。古方多用治蛇毒,其法取独茎狼牙,捣,腊脂猪脂和,以敷上,立瘥……张仲景治妇人阴疮,亦单用之。"

祝按:苏敬所言:"其根牙似兽牙。"其他文学则指出其根似兽牙。但均指根入药。

曹炳章在《增订伪药条辨》仙鹤草条引《百花镜》云:龙牙草出山土,立夏时展苗布地,叶有微毛,起茎高一二尺,寒露时开花成穗色黄而细小,根有白芽,尖圆似龙芽,顶开黄花,故名金顶龙芽。这与韩保昇:"根萌芽若兽之牙。"苏敬:"牙子……其根芽亦似兽之牙齿也。"相类同。

综上所述:牙子(狼牙)即现今仙鹤草根芽。

邪气:详见青囊"本经要义"五藏邪气解,可互参。

热气:指热邪。六淫中与火同一属性的致病因素。《黄帝内经素问》卷十九·五运行大论第六十七:"南方生热,热生火,火生苦,苦生心,心生脾。其在天为热,在地为火,在体为脉,在气为息,在脏为心。其性为暑,其德为显,其用为燥,其色在赤,其化在茂,其中为羽,其政为明,其令郁蒸,其变炎烁,其眚燔焫,其味为苦,其志为喜。喜伤心,恐胜喜。热伤气,寒胜热。苦伤气,咸胜苦。"

热气,又是药物寒热温凉平的五气之一,指五气之一的热气。

疥搔："疥"，即疥疮。《说文·疒部》："疥，搔也。"段玉裁注："疥急于搔，因谓之搔。"《广韵·怪韵》："疥，疮疥。""搔"通"瘙"。《说文·手部》："搔，刮①也。"段玉裁注："刮者，培杷也。"用指甲或别的物器轻轻地刮，抓挠。

疥疮，因风、湿、热邪郁于皮肤，接触传染。本病以手指缝最为多见，亦常见于肘窝、腋下、小腹、腹股沟、臀腿等处，甚则遍及全身。以抓后有无滋水，又有干疥、湿疥之称。如因搔破引起继发感染化脓者，则称之为脓窝疥。该病 1949 年前多见，后由于大力开展爱国卫生运动，卫生条件改善，现在本病较为少见了。

疥搔："疥疥"奇痒，用手抓挠止痒。《诸病源候论》卷五十·小儿杂病诸候·疥候："疥疮多生手指间，染渐生至于身体，痒有脓汁。按九虫论云：蛲虫多所变化，亦变作疥。其疮里细虫甚难见。小儿多因乳养之人，病疥，而染着小儿也。"

恶疡："疡"，其义有二。

其一，指头疮。《说文·疒部》："疡，头创也。"《左传·襄公十九年》："荀偃瘅疽，生疡于头。"

其二，指痈疮溃烂。《尔雅·释训》："骭疡为微。"郭璞注："疡，疮也。"清·朱骏声《说文通训定声·壮部》："疡，亦凡疮之通名。"《广韵·阳韵》："疡，疡伤也。"《周礼·天官·医师》："凡邦之有疾病者，疕疡者造焉，则使医分而治之。"郑玄注：身伤曰疡。《黄帝内经素问》卷十二·风论篇第四十二："风气与太阳俱入，行诸脉俞，散于分肉之间，与卫气相干，其道不利，故使肌肉愤膜而有疡，卫气有所凝而不行，故其肉有不仁也。疠者，有荣气热胕，其气不清，故使其鼻柱坏而色败，皮肤疡溃，风寒客于脉而不去，名曰疠风，或名曰寒热。""皮肤疡溃"，王冰注："皮肤破而溃烂也。"

恶疡，即严重的疮疡病。《黄帝内经素问》卷二十一·六元正纪大论篇第七十一："初之气，地气迁，气乃大温，草乃早荣，民乃厉，温病乃作，身热头痛呕吐，肌腠疮疡。"

疮疡病，古代用以泛指多种外科疾患，后世将外科分为疮疡与杂证两大类。疮疡是体表上有形证可见的外科及皮肤疾患的总称，包括所有的肿疡及溃疡，如痈疽、疔疮、疖肿、流注、流痰、瘰疬等。凡疮疡表现为焮肿痛

---

① 刮：刮同"刮"。《正字通·刀部》：刮，刮本字。

痒,溃烂后浸淫不休,经久不愈者,又统利为恶疮。故恶疡又可称作恶疮。

創痔:"創"通"疮"。

"疮"有三义。

其一,指疮疡病的简称。《黄帝内经素问》卷二十二·至真要大论第七十四:"少阴司天,热淫所胜……甚则疮疡胕肿……疮疡咳唾血……疮疡痤痈。"

其二,指皮肉外伤而言。

其三,指皮肤病,凡发于皮肤浅表,有形,焮痒,破后糜烂的病统称为疮。

"痔",中医病名,有两义。

其一,泛指多种肛门部位疾病。《黄帝内经素问》卷一·生气通天论篇第三:"风客淫气,精乃亡,邪伤肝也,因而食饱食,筋脉横解,肠澼为痔。"

其二,指九窍中小肉突起。《医学纲目》:"凡人九窍中小肉突起皆曰痔。""創痔"在此处泛指感染发病的各种痔漏疾患,如肛周脓肿、肛周湿疹、各种痔漏等。

去白虫:即"白虫病"。又称"寸白虫病""脾虫病",九虫病之一。多因食生内或食未煮熟动物肉所致。症见腹痛、腹胀、泄泻或泻出白色节片。现今称绦虫病。

所称寸白虫,长寸许,实为绦虫的一个节片,一个绦虫成虫长达1m以上。我国少数民族地区,尤以藏族地区多见,这与当地生活习惯有关。《诸病源候论》卷十八·寸白虫候:"寸白虫者,九虫内之一虫也,长一寸,而色白,形小偏,因府藏虚弱而能发动,或云饮白酒以桑枝贯牛肉炙食,并生栗所成。又云:食生鱼后,即饮乳酪,亦令生之。其发动则损人精气,腰脚疼弱。又云:此虫生长一尺,则令人死。"

绦虫病的治疗,以驱虫至头节全部排出为止。常用药物:槟榔、南瓜子、仙鹤草根(狼牙)、石榴皮等。

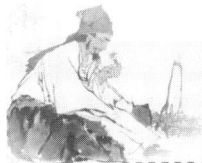

仙鹤草 Xianhecao

【处方用名】仙鹤草——蔷薇科 Rosaceae.

仙鹤草,原名龙牙草,始载于宋《本草图经》,因本品全株被白色疏柔毛,花穗长,以形似仙鹤而称谓仙鹤草。而仙鹤草之名则始载于清《伪药条辨》。又因全草用于脱力劳伤,痢疾腹泻及各种出血症,故又名脱力草,泻痢草。而《本草纲目》将龙牙草并入马鞭草内,实属错误,应予纠正。

仙鹤草因其根芽在《神农本草经》中称"狼牙",而谓之"狼牙草"。《本草纲目》载:《肘后方》《外台秘要》等古代文献在治疗金疮出血,取狼牙草茎叶,熟捣贴之。说明古代对龙牙草的认识,除根入药外,亦取其茎叶入药,故认为仙鹤草入药应起始于西汉时期,始载于《神农本草经》;龙牙草(牙、芽互通)则首载于《图经本草》;仙鹤草之名应首载于清末郑肖岩之《伪药条辨》。

有的学者认为仙鹤草始载于《神农本草经》,这是不确切的;而称谓仙鹤草入药始载于《神农本草经》则是较客观的。**药物名称的出现与具体药物进入临床使用时有年代差异的。**

【本经要义】详见"牙子"本经要义,可互参。

药物解读

《中华人民共和国药典》2015 年版收载:仙鹤草,为蔷薇科植物龙牙草 Agrimonia pilosa Ledeb.

的干燥地上部分。

【性味归经】性平，味苦、涩。归心、肝经。

【功能主治】收敛止血，截疟，止痢，解毒，补虚。用于咯血，吐血，崩漏下血，疟疾，血痢，痈毒疮毒，阴痒带下，脱力劳伤等。

【药材鉴别要点】

药材全体长 50～100cm，全体密被白色柔毛。茎下部圆柱形，直径约 4～6mm，红棕色，茎上部方柱形，四面略凹陷，绿褐色，可见纵沟和棱线，有节；体轻，质硬，易折断，断面中空，单数羽状复叶互生，暗绿色，常皱缩卷曲，托叶 2，抱茎。完整小叶展平后呈卵形至长椭圆形，边缘有锯齿，总状花序细长，气微，味微苦。

【饮片鉴别要点】

饮片呈不规则的段，茎多数为圆柱形，有纵沟或棱线，有节。饮片切面中空，叶多破碎，暗绿色，叶缘有锯齿；托叶抱茎。有时可见黄色花或带钩刺的果实。气微，味微苦。

【临床药师、临床医师注意事项】

◆ 仙鹤草与仙鹤草根（芽）入药均始载于《神农本草经》。同基原不同入药部位。

◆ 仙鹤草与仙鹤草根（芽）的临床性效差异和在古代汤方文献中的具体应用情况，请参阅《神农本草经药物古今临床应用解读》，可互参。

医籍选论

狼牙根，狼性灵知，此草根如兽之齿牙，而专以野狼名者，疑取其上下灵通之义，寒水之气上行，则能散在表之邪气热气，以及皮肤之疥瘙恶疡。苦寒之气下泄，则能除在下之疮痔，以及在内之白虫。《金匮要略》曰：少阴脉滑而数者，阴中即生疮，阴中蚀疮烂者，野狼牙汤洗之。此草气味苦寒，禀性纯阴，故能治少阳之火热疮烂也。清·黄元御《长沙药解》："狼牙。味苦，性寒，入足厥阴肝经。清乙木之郁热，疗女子之阴疮。《金匮》狼牙汤，狼牙三两，水四升，煮半升，以绵缠箸如茧，浸汤沥阴，日四。治妇人少阴脉滑而数，阴中生疮，蚀烂者。尺中候肾，尺脉滑数，是木郁于水而生下热，法当阴里生疮。温热蒸腐，故剥蚀而坏烂。狼牙清郁热而达乙木，止蚀烂而消痛痒也。狼牙草苦寒清利，专洗一切恶疮。其诸主治，止便血，住下痢，疗疮疡蚀烂，治疥癣瘙痒，女子阴痒，理虫疮发痒，杀寸白诸虫。

——清·张志聪《本草崇原》

牙子，即狼牙子。生淮南川谷冤句。今江东京东州郡多有之。面似蛇莓而厚大，深绿色。根黑色，若兽之齿牙，故以名子。八月八采根，日干。古方多用治蛇毒，其法取独茎狼牙，捣，腊月猪脂和，以傅上，立差。又杨炎《南行方》云：六月以前用叶，以后用根，生咬咀，以木叶裹之，塘火炮令热用，熨疮上，冷即止。

——宋·苏颂《图经本草》

祝按：苏氏已明确说明，古代已经在使用其地上部分茎叶（俗称全草）入药了，其根与茎叶，基原相同，但其性味功效有别。